AF300347

ESSAIS

SUR

LA MÉTHODE SOUS-CUTANÉE.

IMPRIMERIE ET LITHOGRAPHIE DE FÉLIX MALTESTE ET Cⁱ,
18, rue des Deux-Portes-St-Sauveur.

ESSAIS

SUR

LA MÉTHODE SOUS-CUTANÉE;

COMPRENANT DEUX MÉMOIRES

SUR LES PLAIES SOUS-CUTANÉES EN GÉNÉRAL

ET

SUR LES PLAIES SOUS-CUTANÉES DES ARTICULATIONS;

PRÉCÉDÉS

D'UNE INTRODUCTION HISTORIQUE SUR L'ORIGINE ET LA CONSTITUTION
DE CETTE MÉTHODE;

PAR

LE DOCTEUR JULES GUÉRIN,

Directeur de l'Institut Orthopédique de la Muette, chargé du service spécial
des Difformités à l'Hôpital des Enfans malades.

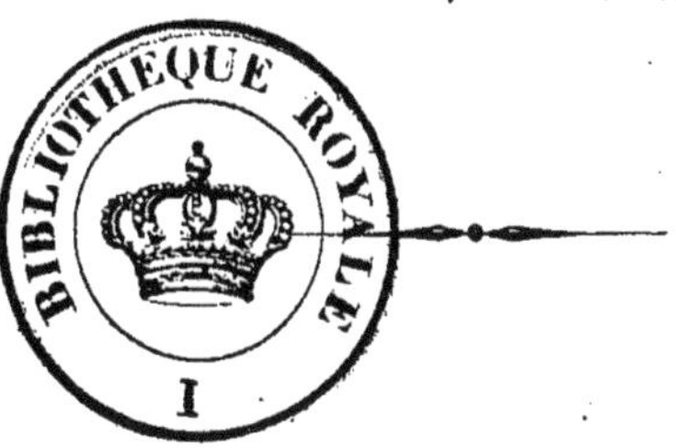

PARIS,

AU BUREAU DE LA GAZETTE MÉDICALE,

Rue Neuve-Racine, n° 14, près de l'Odéon.

—

1841.

INTRODUCTION.

INTRODUCTION.

Je me suis proposé dans ce mémoire d'établir un principe nouveau, et d'indiquer quelques-unes des applications dont il est susceptible. Jusqu'ici personne n'a paru contester ni la nouveauté, ni la justesse, ni la fécondité du principe; et des opérateurs distingués ont réalisé plusieurs des applications que j'avais indiquées. Je pourrais donc me borner à publier mon mémoire sans avertissement ni commentaire, laissant au temps de compléter des résultats qui se produisent naturellement d'eux-mêmes. Mais j'ai été conduit à des conséquences toutes nouvelles, que je ne puis pas faire connaître immédiatement. Ces conséquences, si je ne me trompe, doivent avoir un jour des applications si nombreuses, elles doivent entraîner des modifications pratiques si usuelles, qu'elles pourront être considérées comme constituant un ordre de faits à part. Par ces motifs on me permettra de chercher à préciser en tête de cette première publication sur la CHIRURGIE SOUS-CUTANÉE, son point de départ, son caractère propre, et la signification essentielle de ses applications. Ce sera en quelque façon prendre date, au moins implicitement, pour les développemens ultérieurs du principe de la méthode, et marquer d'avance l'étendue d'une œuvre à laquelle je compte donner quelque suite. Or, dans un siècle où l'émulation et l'activité du grand nombre s'emparent presque toujours d'une idée dès son apparition, réalisant ainsi de fait au profit de la science, si ce n'est à l'avantage du savant, le bénéfice de l'association, il n'est peut-être pas inutile de montrer que l'on sait nettement d'où l'on vient et où l'on va. Si l'on est devancé de vitesse vers le but qu'on a marqué, on montre au moins que ceux qui y sont arrivés avant vous n'ont fait que mettre l'activité de leurs sympathies au service de vos idées.

J'ai posé en principe que les plaies pratiquées sous la peau et maintenues hors du contact de l'air ne s'enflamment ni ne suppurent, et s'organisent immédiatement;

J'ai démontré ce principe à l'aide d'un grand nombre d'expériences sur les animaux, et d'opérations chez l'homme;

J'en ai fait la base d'une méthode générale dont j'ai indiqué et réalisé un grand nombre d'applications.

Quelques mots sur chacune de ces propositions en donneront le sens précis, et les rendront, je pense, incontestables.

Le principe de la méthode, à savoir que les plaies sous-cutanées, fermées à l'air, ne s'enflamment ni ne suppurent, est, ou bien la généralisation d'un fait particulier déjà établi, ou bien l'expression d'un fait particulier nouveau, élevé immédiatement à sa signification la plus générale. Qu'on admette l'une ou l'autre de ces deux origines, la conséquence est la même, le principe est toujours nouveau, quoiqu'à des titres différens, et la discussion ne peut porter que sur son degré de nouveauté.

Le point de départ de la méthode, je l'ai dit et reconnu dans le cours de mon mémoire, c'est la section sous-cutanée du tendon d'Achille. Le fait pratique existait; il était presque vulgaire, mais la loi qui y est contenue et la raison de cette loi étaient restées ignorées. Avant de prouver qu'en effet l'on ne connaissait de la section sous-cutanée du tendon d'Achille que le fait empirique, montrons d'abord par qui et comment cette opération a été portée au degré de développement pratique où nous l'avons trouvée.

Les premiers opérateurs avaient coupé les tendons et la peau, au moyen d'une même incision transversale. Le premier pas vers la méthode sous-cutanée, pas d'instinct aveugle, a été fait par ceux qui ont divisé le sterno-mastoïdien, soulevé sur une sonde, à travers une plaie longitudinale des tégumens, parallèle à la direction du muscle, mais ouverte directement sur lui. Leur motif était de diminuer l'étendue de l'inflammation en diminuant celle de la plaie, et d'éviter une cicatrice difforme. Delpech a fait faire un second pas à la méthode : il a proposé et **exécuté** le premier la section du tendon d'Achille sous la peau, non en attirant le tendon au dehors sur une sonde et à l'aide d'une incision longitudinale directe, mais en le divisant en place sous la peau à travers une incision parallèle à sa direction et ouverte sur ses côtés : le but de Delpech était de prévenir l'exfoliation du tendon en ne le mettant pas, et en ne le maintenant pas à découvert. Delpech se félicite d'avoir obtenu la cicatrisation en vingt-huit jours, mais la plaie s'était enflammée et avait suppuré. Plus tard, en 1822, Dupuytren divisa sous la peau une partie du sterno-mastoïdien, préférant, dit-il, cette manière d'opérer, chez une jeune fille, comme propre à diminuer l'étendue de la cicatrice. Dupuytren fit une incision à la peau, plus petite que Delpech n'avait fait la sienne, et la plaie parait s'être cicatrisée immédiatement. Ce célèbre chirurgien ajouta ainsi un nouveau perfectionnement pratique à l'opération, mais ne parut pas même soupçonner la signification physiologique du résultat qu'il avait obtenu. En 1833, M. Stromeyer reprit la section du tendon d'Achille d'après l'idée de Delpech; il rétrécit les deux ouvertures de la peau à l'effet de remplir l'indication posée par ce dernier, à savoir, éviter la suppuration et l'exfoliation du tendon, et il y réussit. Depuis cette dernière et si heureuse modification apportée au procédé de Delpech, quelques autres chirurgiens, au nombre desquels je me compterai, ont cherché à le rendre plus parfait encore, en supprimant une des deux ouvertures de la peau. Tel a été le développement du fait pratique. Sa signification physiologique, essentielle, est restée, comme on va le voir, ce qu'elle était avant la tentative du chirurgien de Montpellier.

On savait depuis longtemps et tous les auteurs l'ont répété, à propos des opérations pratiquées sur les tendons ou qui ont pour résultat de les dénuder, on savait, dis-je, que les tendons exposés à l'air suppurent et s'exfolient. Delpech, M. Stromeyer, et tous les ténotomistes venus après eux, n'ont été guidés que par cette croyance. Les personnes qui ne se rendent pas bien compte de la différence qu'il y a dans les sciences entre un aperçu vague, circonscrit, incomplet, et un principe nettement et explicitement formulé, démontré et généralisé, pourront regarder l'opinion invoquée et appliquée par Delpech et M. Stromeyer comme une vérité suffisamment établie. En médecine où l'on n'est pas encore arrivé généralement à faire cette distinction, il pourra se trouver des esprits de bonne foi qui prendront le change, et appliqueront aux assertions vagues et incidentes de ces deux auteurs la valeur et le mérite d'une démonstration régulière : or, quelques mots suffiront, je pense, pour écarter cette prétention.

Et d'abord, on ne peut, sous aucun prétexte, revendiquer le mérite du principe posé et établi au profit de Delpech : ni ce qu'il a écrit, ni ce qu'il a fait ne le permettent. Ce qu'il a dit, tout le monde le disait avant lui, et ce qu'il a fait, et fait une seule fois, constitue, comme je l'ai déjà reconnu, un premier pas vers l'établissement pratique de la ténotomie sous-cutanée, mais rien pour sa signification physiologique. Car, je le répète, son opération a été suivie d'inflammation et de suppuration, et il n'a fait aucune opération ni expérience postérieures pour réparer ce premier échec. Or si l'habile et actif chirurgien de Montpellier avait seulement entrevu le principe qu'il a effleuré sans le savoir, aurait-il laissé à d'autres l'honneur de l'énoncer et de l'appliquer? Ce que nous disons de Delpech peut s'appliquer avec plus de raison encore à M. Stromeyer et à ses imitateurs, ainsi qu'on va le voir.

M. Stromeyer a perfectionné l'idée pratique de Delpech : cela est incontestable ; mais, ainsi que cela résulte de ce qu'il a dit et fait, il n'a eu ni d'autres vues ni d'autre but que Delpech. Voici comment il s'exprime d'une manière incidente dans le courant d'une de ses observations particulières : « L'*indication* de faire les plaies aussi petites que possible, afin d'éviter l'entrée de l'air, l'EXFOLIATION du tendon et la SUPPURATION, fut parfaitement remplie, car la pointe seule du bistouri traversa du côté opposé, sans faire de plaie saignante, et la plaie d'entrée n'avait que la largeur de la lame. (1) » Ces mots sur le caractère essentiel de sa pratique sont les seuls qu'ait écrits M. Stromeyer dans ses deux premiers mémoires, et dans les deux ouvrages qu'il a publiés depuis. Or, qu'on le remarque immédiatement, il

______

(1) ARCHIVES DE MÉDECINE, 2ᵉ série, t. IV, année 1834, p. 103.

n'est pas question dans cette phrase énoncée comme un pur accessoire, il n'est pas question, dis-je, de l'INFLAMMATION, mais seulement de l'EXFOLIATION et de la SUPPURATION du tendon exposé à l'air (1). L'auteur n'a donc voulu, ainsi qu'il l'exprime lui-même, que remplir l'indication rappelée par Delpech, réaliser le procédé indiqué et mal exécuté par ce dernier, mais non formuler et établir un principe qu'il ne soupçonnait certainement pas. En veut-on la preuve? Dans ses observations particulières ultérieures, et dans tous ses écrits, il ne reste pas seulement tout à fait muet sur l'absence de l'*inflammation*, et sur le fait de l'*organisation* im-

---

(1) On ne m'objectera pas que le but explicite d'éviter l'*exfoliation* et la *suppuration* du tendon renferme implicitement l'idée d'éviter l'inflammation. Indépendamment des citations empruntées à M. Stromeyer et à ses imitateurs, citations qui établissent clairement que tous croient bien à l'existence de l'inflammation, mais de l'inflammation amoindrie, nous dirons que, d'après l'idée qu'on se faisait du tissu tendineux et de l'exfoliation des tendons, on pouvait viser à prévenir cette exfoliation, sans avoir pour cela l'idée de prévenir l'inflammation, ces deux modes pathologiques étant considérés comme deux faits d'une nature différente. Quant à la suppuration, on ne la croyait pas possible dans le tissu tendineux lui-même, mais seulement dans le tissu cellulaire qui l'enveloppe. Voici quelques lignes d'une autorité bien établie, qui montrent clairement quelle était l'opinion commune à ce sujet : « Il convient, dit Boyer, de faire une distinction à l'égard des tendons. Ceux qui sont longs, grêles, secs, qui ne reçoivent d'autres vaisseaux sanguins que ceux qui y abondent par la partie charnue des muscles, ne nous paraissent pas susceptibles d'inflammation; tels sont les tendons extenseurs et fléchisseurs des doigts...... Le contact de l'air n'en détermine nullement l'*inflammation* : il est (le tendon) frappé à mort cependant, et l'*exfoliation* devient nécessaire. » (BOYER, TRAITÉ DES MALADIES CHIRURGICALES, tom. 1ᵉʳ, pag. 3 et 4.)

médiate si caractéristiques de la ténotomie sous-cutanée;
mais il ne revient même plus sur le fait de l'exfoliation et de
la suppuration des tendons dénudés; il dit, au contraire, en
plusieurs endroits, que la *réaction* a été *faible, insignifiante*,
la *cicatrisation* rapide, n'admettant pas et ne supposant
même pas qu'il n'y eût pas d'inflammation, et qu'à la place
de celle-ci il existât un autre ordre de phénomènes. A ses
yeux l'inflammation existait bien réellement, mais amoindrie, réduite, en raison de la nature du tissu tendineux,
et en proportion de la petitesse des plaies de la peau;
et ce faible degré d'inflammation n'allait que rarement
jusqu'à la suppuration et l'exfoliation. S'il pouvait rester
le moindre doute à cet égard, la pratique des chirurgiens de tous les pays qui ont appliqué le procédé de M.
Stromeyer le dissiperait entièrement. Pour ne citer qu'un
exemple, mais un exemple concluant, nous rappellerons
la conduite et les paroles du chirurgien de l'Allemagne
qui a fait le plus d'opérations de ténotomie sous-cutanée;
l'estime et l'amitié qu'il professe pour M. Stromeyer ne
laissent aucun doute sur son désir de lui rendre justice.
Or dans les diverses publications qu'il a faites pendant les
années 1838, 1839 et 1840, M. Dieffenbach parle toujours d'*inflammations peu considérables*, de *suppurations
légères*, d'*abcès circonscrits*, après la section sous-cutanée
des tendons et des muscles; mais il ne dit mot nulle part de
la cause de ces accidens exceptionnels, de la notion physiologique établissant l'absence de toute inflammation et

suppuration des tendons divisés sous la peau et maintenus hors du contact de l'air (1). Il n'avait donc pas cette notion,

---

(1) Voici une série d'extraits empruntés aux différens écrits de M. Dieffenbach. Dans un premier Mémoire sur le TRAITEMENT DU TORTICOLIS, il s'exprime de la manière suivante : « Les avantages de cette section de muscles sous la peau, à travers une petite piqûre, sont principalement de procurer une guérison prompte et radicale et d'éviter une cicatrice difforme, qui dispose à un nouveau raccourcissement. » (EXPÉRIENCE, t. II, 1838, p. 273.) Tel est, suivant l'auteur, le sens général, le caractère essentiel de la méthode, c'est-à-dire guérir vîte et éviter une cicatrice difforme. Voici dans quels termes il parle des accidens inflammatoires et de la suppuration : « On trouve communément la plaie guérie au bout de quelques jours. Le lieu de la section se tuméfie, et l'on y sent parfois la fluctuation d'une petite quantité de sang..... *S'il se forme du pus*, on l'évacue par une ponction, et on traite la piqûre comme une plaie simple. » (EXPÉRIENCE, tom. II, pag. 274.) Dans ses observations particulières, M. Dieffenbach parle des mêmes circonstances dans des termes analogues, obs. XIX : « Zechlin, 14 ans : obstipité du côté droit, portée à un tel degré que la tête était presque couchée sur l'épaule. (Bandage et traitement consécutifs ordinaires.) La déviation considérable de la tête obligea de la renverser de bonne heure du côté opposé ; *ce qui fut sans doute cause qu'il se développa dans le lieu opéré une* VIVE INFLAMMATION *et un* GRAND ABCÈS. » Plus loin, obs. XXXI : « ..... Ce cas était des plus difficiles ; la tête touchait presque l'épaule, la tension du muscle était extrême, et il existait une courbure latérale de la colonne cervicale. Il survint, dans le lieu de la section, une tuméfaction considérable ; le sang épanché se décomposa. On fit des fomentations avec l'infusion de camomille ; l'abcès s'ouvrit ; on agrandit l'ouverture par une petite incision, et la guérison ne tarda pas à s'opérer. » (EXPÉRIENCE, tom. II, pag. 275, 276.)

Dans un autre mémoire, adressé en 1840 à la société de médecine de Bordeaux, il dit : « Dans quelques cas très rares, la plaie devient le siége *d'un travail de suppuration*, mais qui s'étend rarement aux parties voisines ; dans aucun cas même, la division du sterno-cléïdo-mastoïdien ne donne lieu à un épanchement du pus dans le médiastin antérieur, où les abcès du cou se fraient si facilement une route. » EXPÉRIENCE, n° 151, 1840, p. 333-336. Plus loin, il ajoute, à propos du traitement du pied-bot : « Convaincu qu'il ne survient ni épanchement de sang, ni

et à ses yeux elle n'existait pas ; car, guidé par elle, il eût facilement évité, comme nous, les suppurations et les abcès dont
il parle et dont parlent également ceux qui ont mentionné sa
pratique. Cet exemple auquel on pourra joindre ceux des
chirurgiens de tous les pays qui ont pratiqué la section des
tendons avant mes premières recherches sur les plaies sous-

---

vive inflammation, j'applique la machine, etc. » Plus loin encore, il ajoute en
parlant de la section des tendons des membres supérieurs : « Tous les opérés furent
guéris... On n'a observé ni hémorragie, ni *suppuration abondante.* »

Enfin, dans une dernière publication faite à Berlin, en 1840, et intitulée : LA
CHIRURGIE DE M. DIEFFENBACH, M. Philips dit, en parlant des résultats généraux
des opérations sous-cutanées de ce chirurgien : « Après ces opérations..... l'*inflammation est toujours faible;* dans quelques cas plus rares, il s'est formé un
travail de suppuration toujours limité..... La division du sterno-mastoïdien
donne *aussi lieu à une sécrétion du pus* qui ne pénètre jamais jusque dans le
médiastin antérieur où les abcès du cou se précipitent si facilement. » (Extrait de
l'ouvrage de M. Philips, GAZETTE DES MÉDECINS-PRATICIENS, n° 40, 1840,
pag. 157, 158.)

Terminons ces citations par l'extrait suivant d'un auteur qu'on ne soupçonnera
pas de partialité en notre faveur. Voici comment M. Bouvier s'exprime dans une
note placée à la suite de la traduction du mémoire de M. Dieffenbach, sur les
avantages de la méthode sous-cutanée, comparée à l'ancienne méthode : « Mais
ces inconvéniens (dit M. Bouvier en parlant des hémorragies sous-cutanées et
des abcès consécutifs à la section sous-cutanée des muscles), *qui pourraient
être plus grands encore*, ne doivent pas moins être mis en balance, dans les cas
où ils sont presque inévitables, avec l'avantage de *substituer une simple piqûre
à une coupure d'un ou deux pouces*, dont il ne faut pas, après tout, s'exagérer
l'importance. » Ainsi, pour M. Bouvier, la différence des deux méthodes consiste
uniquement dans la dimension différente des plaies, d'une piqûre à une coupure
d'un ou deux pouces, et encore les accidens de la méthode sous-cutanée, tels
qu'il les rapporte, d'après M. Dieffenbach, pourraient être plus grands encore.
(EXPÉRIENCE, tom. II, 1838, pag. 278.)

cutanées, ne suffit-il pas pour montrer la valeur et la signification de la pratique de M. Stromeyer ? Je le répète :
le silence complet de ce chirurgien sur la vraie signification
physiologique de ce qu'il faisait, les croyances qu'il exprime
çà et là dans ses écrits sur le peu d'intensité de la réaction
des petites plaies, l'absence d'ailleurs de toute espèce de démonstration, et les applications empiriques qui ont été
faites ultérieurement de son procédé dans tous les pays, ne
disent-ils pas nettement le sens et la portée du perfectionnement apporté à l'essai de Delpech par le chirurgien de
Hanovre? Pour qu'on pût légitimement lui attribuer une
part quelconque dans l'établissement du principe théorique,
il faudrait non seulement qu'il l'eût *énoncé* explicitement
comme principe, qu'il eût dit qu'il l'avait vu et compris;
mais il aurait été nécessaire qu'il en donnât les raisons et
les preuves, qu'il le soumît à des observations et à des expériences contradictoires; en un mot qu'il en déterminât nettement les conditions. De cette manière, il n'aurait permis
à personne de douter qu'il eût une théorie, et il n'aurait
laissé aucune incertitude ni équivoque sur les motifs de sa
pratique. Il se peut que, malgré l'évidence, l'esprit natio-
nal et l'esprit anti-national s'entendent à vouloir obscurcir
ce qui est parfaitement clair : rien, en effet, n'est si fré-
quent et si facile. Quand les choses sont trouvées, il est
presque toujours possible d'en attribuer l'invention à qui ne
se doutait pas d'y avoir participé. Pour peu surtout que le
prétendu inventeur se prête à ces interprétations de cir-

BIBLIOTHEQUE ROYALE
I

c onstance, on peut aisément faire croire, à l'aide de quelques expressions vagues, de mots détachés, de phrases
ambiguës, que tout avait été vu et dit avant celui qui a
réellement tout vu et tout dit. Mais pour réduire au néant
ces interprétations, il suffit presque toujours d'examiner
de près les mots. On voit alors qu'ils n'ont réellement
pas le sens qu'on leur prêtait, et que l'habitude seule de
l'impropriété du langage a pu donner quelques instans le
change. Quand la signification mieux déterminée des mots
ne suffit pas, on peut en trouver une traduction plus certaine et plus complète encore dans les choses auxquelles ils
sont liés. Car les mots exprimant une pensée, un fait, cette
pensée et ce fait sont nécessairement reproduits dans d'autres
endroits d'un ouvrage, ou bien ils ont des conséquences
dans l'expression desquelles on retrouve leur signification
véritable, comme on retrouve la signification d'une cause
dans ses effets. Or, répétons-le une dernière fois, ni M. Stromeyer, ni aucun de ceux qui ont appliqué son procédé, n'ont
dit que les plaies sous-cutanées des tendons ne s'*enflamment
point*; tous n'ont parlé comme Delpech, comme tous les
écrivains antérieurs, que de l'absence de la *suppuration* et
de l'*exfoliation* des tendons, admettant implicitement et explicitement l'existence d'un certain degré d'inflammation. Il
demeure donc évident que dans leur opinion le caractère
essentiel de la ténotomie sous-cutanée n'est pas de donner
lieu à un ordre de phénomènes distincts, l'organisation immédiate des tissus divisés, mais d'obtenir une diminution,

un amoindrissement des phénomènes inflammatoires des plaies ordinaires, c'est-à-dire une réaction faible, une suppuration légère, ordinairement imperceptible, et rarement des abcès, le tout en raison de la nature des tissus divisés et de la petitesse des plaies de la peau (1). On peut donc résumer la discussion à laquelle nous venons de nous livrer, en disant que le procédé de la section sous-cutanée des tendons, considéré comme fait pratique circonscrit, avait acquis à peu près tous ses développemens et perfectionnemens empiriques; mais que comme fait physiologique particulier, servant de point de départ à la méthode sous-cutanée générale, il n'avait été ni vu ni formulé, ni établi. Cela résulte aussi bien de l'examen rigoureux de ce qu'ont écrit mes prédécesseurs que de ce qu'ils ont fait. Les mots n'en disent pas plus que les choses.

La manière dont j'ai procédé pour arriver à établir ce premier résultat achèvera de démontrer, j'espère, pour les esprits impartiaux, à quelles conditions on eût découvert, exprimé, et définitivement fixé avant moi, la signification essentielle de la ténotomie sous-cutanée.

Mes premières sections sous-cutanées de tendons datent du commencement de 1836. Pendant deux années je

---

(1) On me contestera d'autant moins cette interprétation, qu'au moment même où j'écris ces lignes, j'apprends que deux des sommités chirurgicales de nos hôpitaux, MM. Lisfranc et Velpeau, révoquent encore en doute la certitude du principe que j'ai posé et la constance des résultats que j'ai dit obtenir : l'un et l'autre par suite de ténotomies suivies de suppuration.

les ai répétées au pied et au col, en me conformant aux règles pratiques précédemment établies ; seulement au lieu de deux ouvertures à la peau, je n'en faisais qu'une, ne trouvant aucune nécessité à faire traverser deux fois la peau par le bistouri.

Je remarquais comme tous mes prédécesseurs l'innocuité de ces petites plaies et la rapidité de leur cicatrisation, sans me préoccuper autrement des causes d'aussi heureux résultats, et de résultats aussi constamment heureux. Cependant j'étais si peu guidé encore par le principe physiologique que j'ai établi postérieurement, que pendant près de deux années j'ai reculé devant l'entreprise de la section sous-cutanée des muscles de l'épine. Je ne pouvais séparer l'idée de cette opération d'une certaine crainte d'accidens inflammatoires, et un de mes confrères et amis, M. le docteur Kuhn, qui avait reçu dès l'origine la confidence de mon projet, sait quelles appréhensions il ajoutait aux miennes. Mais l'indication me paraissait trop évidente pour que je renonçasse un instant à l'idée de cette opération. Je cherchai à en assurer l'exécution par de nouvelles et meilleures garanties contre les accidens que j'avais à craindre, et que les notions acquises de la science ne pouvaient m'empêcher de craindre (1). Sur ces entrefaites,

____

(1) Voici deux passages d'un ouvrage fort estimable et fort estimé que je me rappelais sans cesse : « Ne consentez jamais à couper en travers les fibres musculaires, que dans les cas d'une impérieuse nécessité. » Plus loin : « Il est une autre circonstance dont il faut aussi tenir compte dans l'appréciation de moyens

parut le mémoire de M. Dieffenbach sur le traitement du torticolis par la section sous-cutanée des muscles du col. Dans ce mémoire, le chirurgien de Berlin parle, ainsi que nous l'avons déjà dit, d'inflammations, de suppurations et d'abcès consécutifs à ses opérations. J'appris d'ailleurs que des chirurgiens distingués de la capitale venaient de pratiquer plusieurs opérations de ténotomie sous-cutanée au pied et au genou, à la suite desquelles il s'était développé des accidens inflammatoires et de la suppuration. Frappé de la différence que ces résultats présentaient avec ceux que j'avais observés et que j'observais tous les jours, je me convainquis aisément que l'innocuité de mes opérations, donnant lieu à des cicatrisations immédiates, ne pouvait tenir à la nature des tissus divisés, car c'était de part et d'autre un point de la peau et des tendons. Or par quelle raison le tendon d'Achille ou le sterno-mastoïdien, coupés par MM. Dieffenbach ou Lisfranc, se fussent-ils enflammés, alors que, toutes circonstances égales d'ailleurs, les mêmes parties se cicatrisaient immédiatement entre mes mains. Il fallait donc une autre cause à la différence des résultats. En comparant les circonstances des opérations, je crus voir que les accidens inflammatoires survenus à la suite des ténotomies pratiquées par MM. Dieffenbach, Lisfranc, Velpeau et autres, provenaient d'ouvertures trop grandes ou trop

---

capables de s'opposer à la réunion : c'est la présence d'un grand nombre de tendons et de portions aponévrotiques, à la surface des solutions de continuité. » (Serre, TRAITÉ DE LA RÉUNION IMMÉDIATE, page 82.)

directes, faites à la peau par des instrumens à lames trop larges, ce qui avait pu maintenir le foyer des plaies en communication avec l'air extérieur. L'examen des plaies faites par les deux chirurgiens de Paris me confirma dans cette opinion. Il ne me manquait plus, pour convertir ma croyance en vérité démontrée, que de la soumettre à l'expérimentation et à l'observation comparatives, c'est ce que je fis. J'instituai une série d'expériences sur les animaux, et j'arrivai directement à me convaincre que la rareté et la bénignité prétendue des accidens inflammatoires, à la suite de la ténotomie sous-cutanée, ne tenaient pas, comme on l'avait cru généralement, et comme je l'avais cru moi-même jusque-là, à la nature peu réactive du tissu tendineux, et à la petitesse des plaies de la peau, mais à l'absence du contact de l'air, et je m'assurai de plus qu'il ne s'agissait pas dans ces cas de cicatrisation rapide, d'inflammations bénignes ou amoindries, mais d'un travail d'une tout autre nature, d'un travail d'organisation immédiate. Ce qui pouvait manquer à ma démonstrastration expérimentale, l'observation me le donna bientôt. Je pratiquai, en effet, la section des muscles du dos chez plusieurs sujets : sur un enfant de 8 ans, sur un jeune homme de 18 ans, et sur une jeune fille de 14 ans. Les plaies des deux premiers se cicatrisèrent immédiatement, mais celles de la jeune fille s'enflammèrent et suppurèrent pendant dix jours. L'opération avait été faite avec deux ouvertures à la peau, et les ouvertures avaient été plus grandes et plus directes que je ne l'avais prévu. Dès le lendemain, il s'était développé, au pourtour des plaies, un gonflement avec crépitation. Je me suis facilement assuré que ce gonflement était dû à une infiltration d'air dans les gaînes des muscles divisés, et dans le tissu cellulaire environnant. Je modifiai dès lors mon procédé opératoire, ainsi que tous mes autres procédés de ténotomie, de manière à les mettre rigoureusement d'accord avec le principe que l'expérience et l'observation contradictoires venaient de me faire conquérir et constituer. Depuis cette époque, aucun cas d'inflammation consécutive n'est venu contredire la vérité et la solidité de ce principe.

Voilà pour la vraie signification de la ténotomie sous-cutanée; voilà comment j'ai trouvé, formulé et démontré cette signification. Je tenais d'autant plus à faire ressortir nettement la différence qu'il y a, entre des aperçus vagues, indécis, sans autorité ni généralité, et un principe définitivement acquis à la science, que les pressentimens du fait que j'ai cherché à tirer des ténèbres et à constituer, se retrouveront toujours dans la science à l'égard de tous les faits nouveaux, de toutes les vérités nouvelles, qui y sommeillent ensevelis pêle-mêle avec les erreurs, sous la rubrique commune d'*opinions* et d'*hypothèses*. S'il en fallait un nouvel exemple, on le trouverait en ce qui concerne la généralisation du principe de la ténotomie sous-cutanée, c'est-à-dire l'application à toutes les plaies faites sous la peau, quels que soient les tissus divisés, de la notion physiologique fournie par la section sous-cutanée des tendons.

Je ne me donnerai cependant pas la peine de rechercher jusqu'à quel point les rudimens de cette généralisation existaient. Je préfère croire par analogie qu'ils ont pu exister réellement, certain que d'autres ne manqueront pas de la démontrer pour moi, alors que mes principes seront arrivés, comme l'a dit spirituellement un chirurgien de nos jours, à leur période de convoitise. Mais en attendant ce supplément de lumières sur la première origine de mes idées, je vais continuer leur exposition, et dire à l'aide de quels moyens je crois leur avoir donné la consistance et l'autorité de véritables principes, sinon les avoir découvertes et établies de toutes pièces.

Et d'abord j'ai posé en principe que *toutes les plaies pratiquées sous la peau, quels que soient leur siége et la nature des tissus divisés, participent à la propriété des plaies sous-cutanées des tendons,* c'est-à-dire qu'elles *ne s'enflamment ni ne suppurent, et s'organisent immédiatement.* Voilà le principe : c'est, comme on le voit, le développement et l'application à toutes les plaies de la loi physiologique fournie par la ténotomie sous-cutanée. Si, comme nous croyons l'avoir démontré, le premier est nouveau, à plus forte raison le second l'est-il ; et s'il restait encore quelque incertitude sur la rigueur et la certitude du principe spécial, elle serait entièrement dissipée par l'établissement du principe général. Mais avant d'aborder ce dernier point, il nous importe de revenir un peu sur nos pas, et de reprendre l'analyse du fait particulier que nous avons généralisé.

Le caractère propre du travail consécutif aux plaies sous-cutanées des tendons n'est pas, avons-nous dit, un amoindrissement de l'inflammation qui s'arrêterait, comme on l'a pensé, à ses degrés infimes ou à ses préliminaires. C'est au contraire un travail de toute autre nature : c'est l'organisation immédiate. La différence que nous cherchons à établir n'est pas purement nominale. Les conséquences théoriques et pratiques que nous devons tirer de cette distinction le montreront suffisamment. Pour bien comprendre cette différence, il suffit de savoir que dans toute plaie enflammée il y a suspension du travail d'organisation et de réparation normales, et que ces deux modes d'activité physiologique ne reparaissent qu'alors que le travail inflammatoire cesse, et à mesure qu'il cesse. L'aspect de la plus petite plaie extérieure le démontre. Ajoutons que toute inflammation, quelque circonscrite et quelque ténue qu'elle soit, est toujours accompagnée d'un mouvement de réaction, tantôt local, tantôt général, en proportion de son étendue, de la nature des tissus divisés et des complications qui interviennent. Ainsi la suspension du travail physiologique et un certain degré de réaction locale ou générale, tels sont les caractères essentiels de toute plaie enflammée. Or, rien de semblable n'arrive dans les divisions sous-cutanées des tendons. A partir du moment où la piqûre de la peau est fermée, il s'établit un travail de réparation et d'organisation immédiates, offrant toutes les gradations et nuances de ce travail, sans apparence aucune de réaction inflammatoire.

Ce n'est pas le lieu d'insister sur les diverses phases de ce phénomène : elles seront exposées en temps opportun avec leurs développemens convenables; nous n'avons besoin pour le moment que du fait dans ses résultats les plus définitifs, et il est incontestable qu'immédiatement après la section des tendons, la matière qui doit combler l'intervalle compris entre les deux bouts divisés se montre, et commence, à partir de ce moment, la série des développemens et transformations qu'elle doit subir pour arriver à nouer solidement les parties séparées. Voilà le caractère direct, essentiel, la nature propre de ce travail. Son caractère indirect, c'est l'absence de toute réaction fébrile locale ou générale. Il n'existe pas d'instrument capable de faire apprécier rigoureusement si la plaie sous-cutanée d'un seul tendon offre les caractères de la réaction inflammatoire: il y a un certain degré de sensibilité dans les parties et quelquefois de douleur quand on les touche ou les remue, qui peuvent en imposer; et si l'on s'en tenait à l'inspection superficielle d'un fait isolé, il serait assez difficile de se prononcer sur la nature de ces phénomènes. Mais ce que ne donne pas un fait isolé, la réunion de plusieurs faits le donne. Depuis que je sais à quoi m'en tenir à cet égard, je n'ai pas craint de multiplier les plaies sur le même individu et sur les mêmes parties. Sans parler des cas exceptionnels où j'ai porté ces plaies à un nombre effrayant (pour ceux qui n'avaient pas les mêmes motifs de sécurité que moi), il m'arrive journellement de faire sur le même membre, sur le même pied ou sur les deux pieds, dix à douze sections de tendons, sans avoir plus d'apparence de réaction que dans les cas de simple section du tendon d'Achille. Cependant les plaies sont quelquefois douloureuses, le siége d'épanchemens sanguins, en raison des filets nerveux et des vaisseaux qui sont divisés; mais là se bornent les analogies avec la réaction inflammatoire. Or si une plaie isolée était le siége d'un degré quelconque d'inflammation locale, dix, quinze, trente et quarante plaies devraient, en réunissant leur somme respective de réactions minimes, finir par constituer une réaction plus ou moins notable, comme l'addition d'un certain nombre de petites quantités finit par former une quantité plus considérable, et c'est ce qui n'a point lieu. On peut donc conclure de ces deux ordres de caractères, à savoir, le travail de réparation immédiate et l'absence de toute réaction locale ou générale, que les plaies sous-cutanées des tendons ne s'enflamment point, mais s'organisent immédiatement.

Ce point de départ ainsi fixé, et il devait l'être pour rendre plus légitime la généralisation du principe et pour unir par un lien d'identité les phénomènes fondamentaux des deux ordres de plaies, nous allons montrer comment nos observations et nos expériences sont parvenues à donner au fait de l'organisation immédiate de toutes les plaies sous-cutanées le caractère de certitude et de vérité qu'on pouvait déjà induire de ce qui se passe dans les plaies sous-cutanées des tendons.

La guérison immédiate des plaies, des déchirures, des contusions profondes des tissus avec intégrité de la peau, celle des fractures simples, dont la bénignité contraste d'une manière si remarquable avec la gravité des fractures compliquées, la marche lente de toutes les affections sous-cutanées, et leur développement rapide dès qu'elles sont ouvertes, sont autant de preuves qui existaient dans la science et qu'il suffisait de rapprocher pour en faire ressortir la vraie signification. Cependant qu'on ne se méprenne pas sur la valeur que j'assigne à ces faits, et surtout qu'on ne confonde pas l'importance qu'ils avaient avec celle qu'ils ont acquise par la connaissance du principe qui les explique; car si ces faits existaient, si tout le monde avait pu remarquer que les fractures sans plaies à la peau guérissent immédiatement, personne n'en avait vu ni démontré la vraie cause, personne n'avait songé aux conséquences que j'en ai tirées et que j'ai établies sur l'expérimentation directe. Ces conséquences sont donc tout autre chose que les faits qui les renferment, et il y a une très grande différence entre s'être aperçu que les fractures simples guérissent facilement et rapidement, et l'induction que j'en ai tirée, à savoir: que toutes les plaies sous-cutanées ont la propriété de s'organiser immédiatement; comme il y a aussi une très grande différence entre cette induction et le précepte que j'en ai conclu, c'est-à-dire, rendre autant que possible sous-cutanées toutes les opérations chirurgicales qu'on avait coutume de faire avec de larges ouvertures de la peau. On n'apercevra et on ne comprendra jamais mieux l'énorme distance qu'il y a entre ces quatre choses, le fait empirique, la signification essentielle de ce fait ou la connaissance de sa cause, sa généralisation, et le principe pratique que j'en ai fait découler, que quand on connaîtra les conséquences d'un ordre bien plus général auxquelles la ténotomie sous-cutanée m'a conduit.

S'il pouvait rester quelque doute sur la valeur de ces distinctions théoriques, il n'en resterait peut-être pas sur la valeur des expériences auxquelles je me suis livré pour démontrer et établir définitivement les faits dont il s'agit, et les conséquences pratiques que j'en ai tirées. Depuis que les sciences constituées ont montré et montrent tous les jours quel degré de certitude elles impriment à leurs déterminations, à l'aide de l'expérimentation directe, c'est-à-dire, de la vérification des causes par leur reproduction facultative, il n'est peut-être pas inutile de faire ressortir les occasions où notre science peut profiter des avantages de la même méthode. C'est un moyen d'encourager les esprits à marcher dans une voie féconde en résultats définitifs, et c'est donner aux résultats qu'on y a obtenus un relief d'évidence qui les distingue de ceux dont on a eu malheureusement coutume de se contenter jusqu'ici dans les sciences médicales. Or, en faisant comme je l'ai fait, sur les animaux et sur l'homme même, quoiqu'à un point de vue différent, une série de plaies sous-cutanées, en modifiant, variant, compliquant à volonté toutes les conditions des phénomènes à reproduire, je crois avoir laissé peu de motifs de doute sur la valeur de mes résultats aux esprits qui se donneront la peine de les juger autrement qu'on ne l'a fait jusqu'ici en médecine, c'est-à-dire, comme des vérités parfaitement établies, et non comme de pures assertions dénuées de preuves régulières, qu'on admet ou rejette sans autre motif ni criterium que l'opinion spontanée qu'on en conçoit.

Or, que disent et que montrent mes expériences sur les animaux et mes opérations chez l'homme? Les premières faites et répétées un grand nombre de fois dans toutes les dimensions, depuis 1 jusqu'à 30 centimètres, aux membres, au tronc, isolées, multipliées, comprenant tour à tour des tendons, des muscles, des vaisseaux, des nerfs, des os mêmes, avec ou sans épanchemens de sang, en un mot dans toutes les conditions et complications possibles, montrent à leurs différentes périodes l'absence de tout phénomène d'inflammation suppurative, et par contre le fait de l'organisation immédiate. Ici plus d'incertitude ni d'équivoque sur la nature du travail et des phénomènes qui le caractérisent! Tantôt ce sont des plaies qui s'étendent depuis la nuque jusqu'au sacrum, traversant toutes les couches des muscles, vaisseaux et nerfs de l'épine, et l'animal restant aussi calme que s'il n'avait été question que d'une simple égratignure; tantôt ce sont des plaies plus profondes et plus graves, comprenant toutes les parties molles des fesses, les muscles, les aponévroses, les gros troncs nerveux et vasculaires, avec des épanchemens énormes, et la paralysie complète des membres; tantôt ce sont ces deux ordres de plaies réunies à la fois sur le même animal; et pourtant vous voyez les mêmes phénomènes d'organisation immédiate, et la même absence de toute inflammation suppurative. Les expériences faites sur les animaux n'auraient pas été suffisamment concluantes : les opérations sur l'homme ont complété l'évidence des résultats de ces expériences. La division sous-cutanée de toute la longueur du trapèze, celle des masses communes des sacro-lombaire et long dorsal, celle des muscles fessiers et autres muscles de la cuisse, du grand pectoral, etc., sans aucune trace d'accidens inflammatoires, laissent-elles le moindre doute sur la signification des mêmes résultats chez les animaux? Car, il faut le reconnaître, de ce que ces opérations chez l'homme sont faites dans un but d'utilité pratique, elles ne perdent pas pour cela le caractère de véritables expériences; le point de vue seul varie, le fait est le même, et les opérations chez l'homme n'offrent, avec les expériences correspondantes sur les animaux, d'autre différence, si ce n'est qu'elles ont un double caractère d'utilité et une double signification, la signification physiologique et pratique. Mais l'une ne nuit pas à l'autre, plus que l'une n'empêche l'autre; les phénomènes physiologiques ne se manifestent pas moins clairement à la suite des sections musculaires pour remédier aux difformités, qu'après les mêmes sections pratiquées sur les animaux dans un but purement expérimental. Si j'insiste sur cette manière d'envisager les opérations, et en général tous les faits pathologiques dans lesquels la cause expérimentale est évidente, c'est que j'y trouve une partie des ressources et des élémens de démonstration fournies par l'expérimentation facultative, qui ne peut jamais être instituée directement chez l'homme.

Voilà donc le fait de l'organisation immédiate de toutes les plaies sous-cutanées démontré légitimement par l'observation et l'expérience ; car ce ne sont plus seulement des divisions de tendons, mais des fractures d'os, des déchirures, des tiraillemens, des ruptures de vaisseaux et de nerfs, des sections complètes et simultanées de toutes ces parties, de tous ces tissus, avec toutes les circonstances et complications des plaies graves qui s'enflamment et suppurent quand elles sont faites et maintenues à l'air. S'il pouvait rester encore le moindre doute sur le caractère de démonstration nouvelle et définitive que j'ai donné à cette vérité, il serait levé, je suppose, par la réponse à la question suivante : Existe-t-il un chirurgien, même parmi ceux qui avaient suivi avec le plus d'intérêt et de bienveillance mes premières recherches sur les plaies sous-cutanées, qui eût osé faire le même jour, à la même heure, sur le même individu, la section sous-cutanée de quarante et quelques muscles, tendons et ligamens ? Ce que personne n'eût osé tenter, je l'ai fait sans hésitation ni bravade, sur la foi d'un principe ; et la hardiesse, la nouveauté de ma tentative, et la surprise, si ce n'est l'incrédulité qu'elle a provoquée, n'ont-elles pas donné la mesure de la nouveauté et de la certitude de ce principe?

Tel a été l'établissement de la premiere base de la chirurgie sous-cutanée, considérée à son point de vue scientifique rationnel le plus général. Voyons maintenant le point de départ de sa constitution pratique, dans les applications que nous en avons faites, et dans celles qui ont été faites par d'autres, d'après nos indications directes, ou simplement sous l'inspiration du principe général que nous avons posé.

Les applications qui nous sont propres sont déjà assez nombreuses; en attendant que nous les publiions avec les détails convenables, nous nous contenterons de les indiquer ici pour prendre date, et pour engager nos confrères à les répéter.

1° L'ouverture de tumeurs sanguines qui se forment et ne se résorbent pas toujours à la suite des sections sous-cutanées des grands muscles; opération répétée quatre fois avec succès complet, c'est-à-dire, suivie immédiatement de l'organisation adhésive des parois du foyer, sans trace aucune d'inflammation.

2° L'ouverture de poches séreuses qui succèdent assez souvent aux épanchemens sanguins produits par les opérations de myotomie sous-cutanée; opération répétée trois fois avec des résultats semblables à ceux obtenus pour les tumeurs sanguines.

3° L'incision sous-cutanée de tumeurs phlegmoneuses commençantes, dans le but de produire le débridement et le dégorgement de ces tumeurs. Dans les trois cas où j'ai eu recours à cette opération, l'inflammation a été enrayée immédiatement, et les engorgemens se sont dissipés.

4° L'ouverture et l'évacuation d'une loupe méliceris suivies de la cicatrisation immédiate du kyste.

5° L'enlèvement d'une petite exostose à la partie supérieure et antérieure du tibia, suivi de résorption des débris de la tumeur, sans aucun symptôme d'inflammation consécutive.

6° L'ouverture de plusieurs abcès par congestion à l'aine, à la cuisse et au dos. Cette application, l'une des plus importantes de celles que j'ai faites jusqu'ici, a été répétée douze fois sur différens individus atteints d'affection tuberculeuse des os, et n'a jamais produit aucun accident.

7° La section sous-cutanée du sphincter de l'anus pour la fissure, opération pratiquée une fois par nous et répétée déjà avec un succès complet par notre honorable ami, M. Blandin.

8° Enfin, une foule d'opérations de myotomie entièrement nouvelles, et que personne n'eût osé entreprendre avant la connaissance préalable du fait-principe de ma méthode.

Ces indications n'étant données ici que pour mémoire, je m'abstiens d'entrer dans d'autres détails, et sur chaque procédé en particulier, et sur les circonstances d'application qui leur sont communes : ces détails seront mieux placés ailleurs.

Les applications que j'avais proposées explicitement sont renfermées dans les lignes suivantes : « Les opérations qu'il sera possible de pratiquer sous la peau ne peuvent être toutes indiquées immédiatement. L'expérience seule les suggérera. On peut croire néanmoins que le débridement de certains *engorgemens inflammatoires*, la division ou l'enlèvement de certaines *tumeurs*, l'ouverture de certains *kystes* ou de certains *abcès*, trouveront dans le mode opératoire sous-cutané le moyen d'éviter les accidens inflammatoires consécutifs. Enfin, comme une des plus importantes applications de ce principe, je citerai le *débridement sous-cutané des hernies crurales et inguinales*, et leur *guérison radicale par l'occlusion adhésive de leur orifice*. »

Ces indications ne sont pas restées complètement stériles : on a déjà vu par l'exposé des applications qui me sont propres que j'ai à peu près rempli mon programme. Quelques chirurgiens distingués ont bien voulu se charger d'y concourir ; d'autres l'ont étendu sous l'inspiration du principe fondamental de la méthode. On trouvera à la fin de ce mémoire, sous forme d'appendices et de notes, les extraits relatifs à ces applications, et dont voici l'énoncé succinct.

MM. Barthélemy, Malgaigne et Velpeau ont appliqué ma méthode à l'incision des kystes synoviaux qui se développent autour des articulations, les deux premiers avec succès, M. Velpeau sans succès. (Voy. notes 1, 2 et 3.)

MM. Lisfranc et Pinel-Grandchamp ont fait, chacun de leur côté, une importante application de la même méthode à la cure de tumeurs articulaires très considérables; M. Lisfranc sans succès, mais aussi sans accidens; M. Pinel-Grandchamp avec un succès remarquable. L'observation offre le plus grand intérêt : on la trouvera à la note 4.

M. Ricord a imaginé et appliqué avec succès un ingé-nieux procédé pour la ligature sous-cutanée des veines dans le traitement du varicocèle. (Voy. note 5.)

On doit à M. Dufresse-Chassaigne une heureuse tentative d'opération sous-cutanée pour fixer les corps étrangers du genou. Cet essai, qui n'est en quelque façon que le préliminaire d'une application plus complète que je propose plus loin pour l'extraction des corps étrangers du genou, contraste heureusement avec des opérations analogues pratiquées récemment, suivant l'ancienne méthode. (Voy. notes 6 et 7.)

Enfin, nous citerons comme une conquête des plus satisfaisantes de la méthode, la cure des hydrocèles à l'aide des incisions sous-cutanées. M. Jobert, qui a fait cette application, s'est associé un des premiers à nos idées avec la sagacité et la bonne foi qui le caractérisent. Il paraît être arrivé à d'autres résultats non moins heureux, qu'il se propose de faire connaître lui-même. (Voy. note 8.)

Je pourrais rapprocher des indications qui précèdent

une première tentative de M. le professeur Velpeau, pour réaliser mes vues à l'égard de la cure radicale des hernies. Cet essai n'ayant pas réussi, il reste tout entier à renouveler. (Voy. note 9.)

Tels sont les premiers pas de la chirurgie sous-cutanée. Ces heureuses tentatives, effectuées en aussi peu de temps, ne permettent-elles pas de concevoir les plus légitimes espérances de l'avenir de cette méthode? N'y trouve-t-on pas en même temps une nouvelle preuve du caractère tout particulier, et de l'impulsion tout initiale qu'elle a reçue de nos premières recherches, ainsi que plusieurs auteurs ont eu la loyauté de le reconnaître? Car si, après la discussion à laquelle nous nous sommes livré, il restait encore quelque obscurité sur la véritable origine de la méthode et la signification essentielle de ses applications, nous en ferions une simple question de fait et de date. Qui pourra, en effet, soutenir, qu'avant nous personne eût songé à établir une méthode chirurgicale nouvelle sur le fait de *l'organisation immédiate* des plaies sous-cutanées? Et qui méconnaîtra que ce fait ait été le point de départ des essais assez nombreux tentés dans cette direction depuis deux années? Cependant, nous ne nous en tenons pas à cet argument de fait, et nous préférerons toujours à ces preuves de conséquences, celle du principe, qui est à nos yeux la seule preuve décisive, parce qu'elle est la seule rationnelle. Celle-là ne s'applique pas seulement au passé comme l'expérience, mais encore à l'avenir qu'elle prévoit, provoque, devance et explique. Ceci m'amène à dire quelques mots sur les moyens de hâter et de compléter la généralisation de la méthode, c'est-à-dire de multiplier ses applications, et sur les caractères à l'aide desquels il sera toujours possible de rattacher ces applications à leur véritable origine.

Il est difficile, sinon impossible, de prévoir toutes les applications d'une méthode établie seulement en principe. Elles ne sont réalisées d'ordinaire que pas à pas, et par extension analogique. Cependant, une fois l'expérience faite avec succès, pour certains cas primitifs, ceux-ci deviennent le point de départ d'applications nouvelles, et forment, pour ainsi dire, le centre d'autant de groupes particuliers dans le domaine général de la méthode. C'est ainsi que les premiers essais que j'ai tentés ou qui ont été tentés par divers chirurgiens peuvent conduire à d'autres applications, lesquelles ne seront, à propremeut parler, que la répétition des premières, avec les modifications nécessitées par les circonstances différentielles de chaque cas particulier. Cherchons donc à préciser le sens général des applications déjà faites pour en déduire celles à faire.

Les premières applications de la méthode sous-cutanée peuvent être rapportées à deux ordres, ayant pour base le fait de l'organisation immédiate des tissus divisés sous la peau, hors du contact de l'air, et le fait de l'inaltérabilité des humeurs, pus, sang, sérosité, etc., évacués de leur foyer par des ponctions sous-cutanées. Ainsi, l'action de l'air sur les solides et les liquides, tel est le point de départ des deux ordres d'applications déjà faites de la méthode sous-cutanée. A la première catégorie appartiennent toutes les sections de muscles, tendons, ligamens, os, la ligature des veines, les tentatives d'oblitération des canaux herniaires, etc. ; à la seconde, l'ouverture des kystes séreux, des hydrocèles, des tumeurs sanguines, des abcès par congestion ; en un mot, de toutes les collections d'humeurs évacuées précédemment par des ouvertures directes, à la suite desquelles l'altération des contenus et l'inflammation des contenans établissaient des complications et des suites souvent dangereuses de ces opérations. Or, quoi de plus simple à concevoir et à prévoir que l'extension de ces applications aux divers cas où l'analogie permettra de les transporter? Partout où il y aura des obstacles à faire cesser sous la peau, des tissus à diviser, des canaux, des fistules, des cavités à oblitérer ; partout où il y aura des collections de liquide à évacuer, on répétera avec succès ce qu'on a fait dans des cas analogues. Pour me borner à quelques exemples, je proposerai, comme extensions nouvelles des applications de la première catégorie, la *section sous-cutanée des nerfs* dans les névralgies et autres conditions où cette opération sera jugée nécessaire ; les *scarifications oblitératives des veines* dans le traitement des varices ; la *section sous-muqueuse de certains rétrécissemens circulaires du rectum ;* la *trachéotomie,* lorsqu'elle ne devra être que momentanément utile ; l'*extraction de certains corps étrangers* des articulations. Comme extensions des applications de la seconde catégorie, je proposerai la *ponction sous-cutanée de certains abcès du foie*, des *kystes séreux de l'ovaire*, des *hydropisies du ventre*, des différentes espèces d'*empyème*, de l'*hydrocéphale chronique*, toutes opérations qui n'ont jamais été exécutées, que nous sachions, par la méthode sous-cutanée, mais que je crois pouvoir l'être avec les précautions et les procédés convenables. Si je subordonnais moins à l'intérêt de la science et de l'humanité l'intérêt du savant, j'attendrais, pour indiquer ces applications, que l'occasion se fût présentée de les réaliser ; car je n'ignore pas qu'aux yeux du grand nombre, l'idée première d'une découverte, d'une invention, d'une opération, est loin d'avoir l'importance de sa mise à exécution, quoique, à vrai dire, il n'en dût peut-être pas être ainsi. Je sais en outre, et l'expérience me l'a appris maintes fois, que les gens qui n'ont pas précisément une grande fécondité et une grande originalité d'idées, sont assez disposés à taire ou à masquer l'origine de celles qu'ils empruntent ; mais c'est là un inconvénient bien faible, en comparaison de l'avantage de concourir à un progrès de la science et de l'art, et de contribuer en quelque chose au soulagement des infirmités humaines. Cette satisfaction est trop réelle pour être retardée par la crainte d'en laisser une part à d'autres. Aussi me verra-t-on toujours, dans mes efforts pour l'accroissement de notre belle science, commencer mes publications par mes idées les plus générales, afin d'appeler immédiatement le plus grand nombre au bénéfice des applications, et de rendre aussitôt ces dernieres profitables à l'humanité. Cependant, s'il est bien de se laisser dominer par un sentiment plus noble et plus grand que celui de l'intérêt particulier, peut-être sera-t-il permis à un auteur de prendre quelque soin de la propriété de ses idées, et de formuler nettement les caractères à l'aide desquels on pourra toujours en suivre la filiation, en reconnaître les transformations et les produits à travers les enveloppes qui tendraient à les obscurcir ou les dénaturer. C'est ce que nous allons chercher à faire dans la dernière partie de cette introduction.

Les deux catégories auxquelles nous avons rapporté toutes les applications de la méthode sous-cutanée, qui ont été réalisées jusqu'ici, peuvent servir pour celles qui seraient tentées ultérieurement. On ne sortira jamais des deux faits généraux qui leur servent de base; et, quelles que soient les complications qui les entourent, on pourra toujours les reconnaître au même *but*, aux mêmes *moyens* et aux mêmes *résultats*. Précisons donc une dernière fois le but, les moyens et les résultats caractéristiques de la méthode sous-cutanée, et de toutes les applications qu'elle pourra suggérer.

Son but, c'est d'affranchir les tissus à diviser et les humeurs à évacuer du contact prolongé de l'air; ses moyens, c'est d'atteindre les tissus ou les humeurs à travers de simples piqûres de la peau, de manière à prévenir ce contact;

ses résultats, c'est de procurer aux tissus divisés les avantages de l'organisation immédiate, et aux foyers vidés le bénéfice de l'adhésion immédiate, sans inflammation de leurs parois, et sans altération des liquides qu'ils renferment. A l'aide de ces trois ordres de caractères, il sera toujours facile de distinguer les véritables émanations de la méthode sous-cutanée, des opérations qui n'auraient qu'une analogie grossière et empirique avec elle. A cette occasion, je suis obligé d'entrer dans quelques détails qui préviendront des rapprochemens vicieux pour le passé et de graves mécomptes pour l'avenir.

En effet, si l'on se contentait de juger les choses par quelques unes de leurs apparences, et non par leur signification précise, essentielle, on pourrait confondre certaines opérations déjà exécutées avec celles que je propose comme des applications nouvelles de la méthode sous-cutanée. C'est ainsi, par exemple, qu'à l'égard des tumeurs synoviales ou des abcès par congestion, il existait dans la science certains modes opératoires offrant quelque analogie avec ceux que j'emploie. On avait déjà tenté de vider ces tumeurs et ces abcès à l'aide d'une ponction à la peau. Mais qu'on remarque immédiatement que le caractère essentiel de ma méthode n'est pas seulement de procéder par de simples ponctions à la peau, ceci n'en constitue qu'une circonstance extérieure; mais elle procède par des ponctions qui ont pour but réfléchi et pour résultat certain, de s'opposer à l'introduction de l'air et de prévenir les accidens

qui naissent de son contact. Or, tels ne sont pas précisément les procédés employés précédemment : ils n'avaient ni
ce but, ni ce moyen, ni ce résultat. Cela est si vrai, par
exemple pour les abcès par congestion, que les auteurs les
plus récens et les praticiens les plus distingués du jour pen-
chent encore pour une ouverture large de ces foyers purulens, conduits qu'ils sont à cette préférence par les accidens
survenus un grand nombre de fois à la suite des ponctions
cutanées. C'est que sans doute ces ponctions avaient été
mal conçues et mal exécutées; c'est que les résultats n'a-
vaient pas été heureux. Il y a donc une très grande différence entre ces opérations, dont quelques circonstances
matérielles offrent une analogie purement extérieure avec
les nôtres, et celles qui constituent les vraies émanations
de la méthode sous-cutanée. Cette différence que nous pour-
rions nous borner à démontrer, comme nous venons de le
faire par le résultat (insuccès presque constant d'un côté, et
réussite sans interruption de l'autre) n'est pas moins facile à
établir par ses motifs rationnels. On faisait la ponction *directe* des abcès par congestion, pourquoi? Pour obtenir
l'oblitération immédiate du foyer purulent et prévenir ainsi
l'entrée et l'action de l'air; mais plusieurs ponctions sont
toujours nécessaires, et la ponction *directe* ne peut dans
aucun cas s'opposer à l'entrée de l'air. Le foyer de l'abcès,
lorsqu'il est vidé, offre un espace libre qui tend incessamment à se remplir d'air au moyen d'une véritable succion
exercée sur son orifice. Du reste, l'action de l'air sur le

foyer et sur le liquide qu'il renferme était loin d'avoir été convenablement définie. Or, en quoi diffère de ces essais empiriques, infructueux, l'application rationnelle de la méthode sous-cutanée? En ce qu'elle a pour but précis d'éviter l'action altérante de l'air sur le pus de l'abcès , et son action irritante ou inflammatoire sur l'intérieur de ses parois; en ce que j'emploie des moyens certains de remplir ce but, c'est-à-dire, une ponction éloignée du foyer, qui prévient à coup sûr l'entrée de l'air; en ce que tous les abcès de ce genre auxquels j'ai appliqué ma méthode ont été graduellement vidés par des ponctions successives sans qu'il soit résulté le moindre accident. Il existe d'ailleurs d'autres particularités opératoires propres à cette application, qui sont indispensables à son succès, et sans l'observation desquelles les ponctions éloignées du foyer ne réussiraient pas mieux que les ponctions directes. Mais ces particularités et quelques autres sont communes à toutes les applications de la seconde catégorie; je les ferai connaître dans un mémoire à part où je traiterai des moyens d'assurer le succès constant de la méthode sous-cutanée, et des principes qui doivent servir de base à ses divers procédés.

Telle est la méthode sous-cutanée, envisagée à son point de vue le plus général et considérée dans les caractères les plus essentiels de ses applications. Si maintenant on comparait la formule sous laquelle nous venons de résumer ces caractères aux premières applications du procédé sous-cutané à la ténotomie, on serait convaincu de nouveau que ces tentatives empiriques spéciales n'avaient pas plus la signification rationnelle, d'une *méthode* spéciale constituée, que les tentatives d'applications générales n'avaient elles-mêmes la signification rationnelle de la *méthode générale*. En effet, les ténotomistes qui ont amené le procédé pratique au degré de développement où nous l'avons trouvé, n'avaient sciemment ni le but, ni les moyens, ni les résultats que nous avons dit caractériser la méthode; c'est-à-dire qu'ils ne visaient pas à éviter l'inflammation et à lui substituer l'organisation immédiate des tissus; c'est-à-dire qu'ils ne cherchaient pas dans leurs procédés les moyens certains de réaliser un but qu'ils n'avaient pas; c'est-à-dire enfin qu'ils ne réalisaient pas ce but d'une manière constante et certaine, puisque tous ont vu fréquemment la suppuration survenir à la suite de leurs opérations. Je sais bien que pour échapper à cette conclusion forcée, plusieurs de ceux qui cherchent à appliquer aujourd'hui la méthode sous-cutanée dans toute la rigueur de ses principes et avec la conscience de sa vraie signification, allèguent les insuccès qu'ils ne peuvent éviter; et cette variation dans leurs résultats leur donne le prétexte d'infirmer la constance de ceux que je dis obtenir, et ils remettent en doute pour cette raison la certitude des bases de la méthode. Je pourrais me borner à demander aux incrédules de citer un seul fait où la suppuration se soit montrée à la suite d'une de mes opérations sous-cutanées. Cependant, je compte plus de deux mille opérations de ce genre, et j'en ai exécuté publiquement plus de 500 depuis mon installation à l'hôpital des enfans. Mais, ainsi que je l'ai dit plusieurs fois dans le cours de cette introduction, je ne me retranche pas derrière cette argumentation de faits ; une circonstance exceptionnelle, quoique rationellement prévue par la méthode, pourrait l'annihiler aux yeux de la masse. J'ai d'autres moyens à ma disposition. Je crois être en mesure de montrer bientôt que la variation des résultats qu'on m'oppose, et l'uniformité de ceux que j'obtiens, ont également leur raison dans l'ignorance et la connaissance de certaines conditions essentielles, indispensables au succès de la méthode.

Il me resterait à dire quelques mots de mon mémoire sur les PLAIES SOUS-CUTANÉES DES ARTICULATIONS. C'était un complément nécessaire du premier, en vue des applications que je voulais faire de la méthode sous-cutanée au traitement de quelques difformités articulaires. Les plaies des articulations s'offrent avec des conditions de gravité spéciale : il était indispensable de spécifier ces conditions, et d'indiquer les moyens de les neutraliser et de faire rentrer ainsi les plaies sous-cutanées des articulations dans la loi générale de la méthode. C'est à quoi je pense être arrivé, en principe et en application.

Paris, le 1er décembre 1840.

MEMOIRE

SUR

LES PLAIES SOUS-CUTANÉES;

LU A L'ACADÉMIE DES SCIENCES, LE 8 JUILLET 1839.

DEUXIÈME ÉDITION.

MÉMOIRE

SUR

LES PLAIES SOUS-CUTANÉES.

Lorsque j'ai eu l'honneur de faire part à l'Académie des premiers résultats que j'ai obtenus de la section des muscles dorsaux dans le traitement des déviations latérales de l'épine, j'ai provoqué et j'ai dû provoquer un mouvement de surprise, sinon de prévention, contre une série d'opérations dont le siége et l'étendue pouvaient faire craindre qu'elles ne fussent pas tout à fait exemptes de danger. Ce sentiment, je le conçois d'autant mieux que moi-même je l'ai éprouvé longtemps avant de mettre à exécution un plan auquel m'avaient conduit l'évidence des indications étiologiques, les besoins incessans d'une pratique souvent stérile, et, j'ose le dire, la certitude du succès, quant à son résultat immédiat sur la difformité. Comment, en effet, n'être pas arrêté par la considération des parties nombreuses et délicates à traverser et à diviser en voulant atteindre la totalité des muscles des gouttières vertébrales? Des vaisseaux et des nerfs en quantité assez considérable; une série de tendons glissant dans des gaînes ; des masses musculaires renfermées dans des aponévroses;

4

des aponévroses larges et épaisses; et, finalement, le voisinage des cavités thoracique et abdominale, et du canal rachidien, dont les émanations
vasculaires et nerveuses préparaient, à la communication des accidens,
des voies en apparence presque certaines : il y avait là, au point de vue
des notions acquises sur les plaies et leurs complications, de quoi faire
appréhender les dangers les plus réels. Ajoutons qu'il n'y avait pas à
mettre à profit les ressources de la réunion immédiate, de l'adhésion
entre les parties divisées pour éviter l'inflammation, puisque le but de
l'opération était de substituer un allongement à la trop grande brièveté
des parties à diviser. Il fallait donc, pour réaliser ce résultat à travers les
difficultés et les périls dont il paraissait environné, des conditions d'exécution et des ressources nouvelles : ces conditions et ces ressources
étaient en effet là où les enseignemens de la tradition avaient placé les
apparences d'un écueil presque certain. En un mot, tout paraissait con-
damner d'avance ma tentative, et tout au contraire devait la rendre simple,
facile, sûre, et d'une réussite merveilleusement rapide. Pour ne pas anti-
ciper sur les résultats de l'expérience, je vais raconter la série des
épreuves, des faits et des idées par lesquels mon esprit a passé pour
acquérir désormais la sécurité la plus parfaite sur les résultats constans
d'une opération que pendant plus de deux ans j'ai méditée, sans oser l'entreprendre, et comment cette opération servira de point de départ à un
ordre entier de ressources nouvelles, applicables, je l'espère, au domaine
général de l'art chirurgical.

§ Ier. — PARTIE EXPÉRIMENTALE.

A. PREMIÈRE SÉRIE D'EXPÉRIENCES SUR LES ANIMAUX VIVANS.

Je me suis livré d'abord à des expériences sur les animaux dans l'uni-
que but de savoir quels accidens pourrait causer la section des muscles
de l'épine. J'ai mis la masse des muscles sacro-lombaire et long dorsal à
nu sur des chiens, par une incision longitudinale à la peau; j'ai coupé ces

muscles en travers, j'en ai même excisé une partie pour observer ce qui se passerait entre les deux bouts; puis je les ai recouverts avec la peau dont les bords ont été maintenus en contact au moyen de points de suture très rapprochés. Cette première tentative n'a été suivie d'aucun accident; un épanchement considérable de fluide sous la peau a tenu cette dernière soulevée pendant deux jours : une résorption rapide s'en est suivie, et la plaie guérit en quelques jours, sans aucune trace d'inflammation locale ni de réaction générale : les fils de la suture ont disparu. Six semaines après, l'autopsie me montra les deux bouts des muscles divisés réunis par une substance intermédiaire, blanche-rougeâtre, résistante, de consistance fibro-celluleuse, remplissant exactement la place des portions de muscles excisées.

Dans les expériences suivantes, je divisai transversalement, mais cette fois sous la peau et au moyen d'une simple ponction, les muscles des gouttières vertébrales et ceux du dos qui leur correspondent. Dans quelques cas je produisis des épanchemens assez sensibles sous la peau; dans d'autres il n'y eut pas d'épanchement appréciable; mais la plupart de ceux qui se manifestèrent furent résorbés dès le lendemain, et deux jours après il n'existait plus d'autre trace de la division des muscles qu'un peu d'empâtement insensible, formé par une substance molle remplissant l'intervalle qu existait entre les deux bouts divisés. Cette substance s'organisa progressivement jusqu'à ne laisser plus apercevoir de différence au toucher avec les tissus qu'elle réunissait. Aucun accident local, en général, n'avait précédé ni suivi cette guérison rapide.

Ces premiers résultats avaient commencé à me rassurer ; cependant je pouvais craindre que la guérison si instantanée des plaies ne tînt à l'organisation particulière du chien, dont le sang jouit d'une plasticité remarquable. Je tâchai d'arriver aux applications de ces données à l'homme par des moyens gradués, et avec toute la prudence que commandait une pareille tentative.

B. PREMIÈRE SÉRIE D'EXPÉRIENCES SUR L'HOMME VIVANT.

Mes premières expériences sur l'homme consistèrent dans la section sous-cutanée des muscles sterno et cleïdo-mastoïdiens. En même temps qu'elles me préparèrent la voie pour arriver aux muscles de la colonne, elles me servirent à réaliser la méthode de traitement du torticolis ancien que j'ai fait connaître il y a dix-huit mois. Je fis donc, dans l'intervalle d'une année, vingt-cinq fois la section sous-cutanée des muscles sterno ou cleïdo-mastoïdiens, isolément, alternativement ou simultanément, et, dans tous les cas, j'ai obtenu une guérison des plaies sans apparence d'inflammation locale, et toujours avec la série de phénomènes que j'avais observés après la section des muscles dorsaux chez le chien; c'est-à-dire épanchement d'une certaine quantité de sang dans la plaie, accumulation d'un fluide qui se résorbait en vingt-quatre ou trente-six heures, pour ne laisser à sa place qu'une substance molle passant graduellement à l'organisation fibro-celluleuse. On remarquera qu'il ne s'agissait déjà plus de la section sous-cutanée des tendons des muscles rétractés, et qu'on ne pouvait plus regarder le calme des phénomènes comme dépendant de la division de parties qui, comme le tendon d'Achille, ne sont ni vasculaires, ni nerveuses; mais qu'il s'agissait d'une plaie véritable, occupant une étendue quelquefois de 8 à 10 centimètres, intéressant des vaisseaux et des nerfs, provoquant de la douleur et un épanchement assez considérable de sang. Plusieurs fois, en effet, j'avais été obligé de diviser tout à la fois le tendon du sterno-mastoïdien primitivement rétracté, et le corps charnu du muscle cleïdo-mastoïdien, parce que son raccourcissement secondaire, bien que passif, était trop considérable pour me permettre d'espérer un allongement suffisant par les machines : je coupais donc les deux muscles, je coupais, en outre, leurs aponévroses, le peaucier; je coupais des filets nerveux, des artérioles et des veinules, en quantité assez considérable pour avoir une forte accumulation de sang dans la plaie. Malgré la tuméfaction qui en résultait, et quoique une foule d'accidens parussent à craindre, comme le décollement de la peau, l'inflammation et l'étranglement des parties profondes, la fusée du fluide épanché, et, secondairement, du pus dans les intervalles celluleux des muscles, rien de tout cela ne m'est arrivé, je le répète, dans vingt-cinq opérations de ce genre, que j'ai pratiquées; toujours, au contraire, un travail d'organisation régulière s'est manifesté là où on pouvait appréhender une réaction inflammatoire. On remarquera bien qu'il n'y avait pas ce que les auteurs ont constaté et décrit jusqu'ici, sous la dénomination de réunion immédiate ou d'adhésion entre les parties divi-sées : il y avait, au contraire, séparation de ces parties, et, dans leur inter-valle, un épanchement fluide d'abord, gélatiniforme ensuite, et un travail successif destiné à consolider cette matière et à lui donner la consistance et la force des parties environnantes.

Cette seconde série de résultats m'avait amené à réfléchir sur la cause essentielle de leur constance, de leur uniformité et de leur dissemblance avec les effets ordinaires des plaies. Trois ou quatre résultats opposés, c'est-à-dire le développement de l'inflammation et de la suppuration à la suite d'opérations analogues et moins importantes encore, à la suite de sections du tendon d'Achille et du tendon du biceps, faites également sous la peau par deux chirurgiens de nos hôpitaux, me mirent immédiate-ment sur la voie. Ces chirurgiens, quoique très habiles, avaient fait, comme Delpech dans son premier essai de section du tendon d'Achille, d'assez larges ouvertures à la peau, et comme lui ils avaient vu survenir une inflammation suppurative. Je crus trouver dès lors, dans l'étendue de l'ouverture des plaies, un obstacle à l'adhésion immédiate de leurs bords, une voie nécessairement ouverte à l'air extérieur, et une communica-tion permanente entre ce fluide et le fond des parties divisées. Cette opi-nion, confirmée dans mon esprit par une foule de considérations dont j'émettrai plus bas les plus décisives, le fut surtout par l'expérience de ce que j'avais fait. Dans chacune de mes vingt-cinq opérations de torticolis, comme dans plus de deux cents cas de pieds-bots que j'avais opérés, mes opérations n'avaient eu besoin que de simples piqûres à la peau, très étroites, de 4 à 5 millimètres au plus, qui s'étaient complètement fer-mées, et dont j'avais immédiatement favorisé l'occlusion à l'aide d'un peu de diachylon gommé.

Je me croyais donc en possession de la condition essentielle qui avait empêché mes plaies sous-cutanées de s'enflammer, qui les avait fait devenir le siége d'un travail d'organisation immédiate, et cette condition me paraissait être l'absence du contact de l'air extérieur, l'occlusion immédiate des ouvertures et l'occupation de l'étendue de la plaie par du sang épanché. Mais jusqu'à quel point pouvais-je compter sur cette immunité d'accidens dans les plaies sous-cutanées soustraites au contact de l'air? Quelles limites pouvais-je assigner à cette immunité relativement à l'étendue des plaies, à leur profondeur, à la nature et au nombre des tissus qu'elles pouvaient comprendre? Des plaies larges, profondes, siégeant dans toutes les parties du corps, occupant des muscles, du tissu cellulaire, des aponévroses, des ligamens, des nerfs, des vaisseaux, pouvaient-elles bénéficier de la même condition, et donner lieu sous la peau à un travail d'organisation tout à fait exempt de réaction inflammatoire, ou d'apparence morbide quelconque? Pour résoudre cette question dans sa généralité, je fis les expériences suivantes :

C. SECONDE SÉRIE D'EXPÉRIENCES SUR LES ANIMAUX.

Je pris deux chiens de médiocre taille, l'un jeune, l'autre adulte. Au premier, je fis la section sous-cutanée de la masse des muscles des gouttières vertébrales dans trois points différens de sa longueur ; une section au niveau de la région scapulaire supérieure, comprenant le trapèze, le rhomboïde, le petit dentelé, les prolongemens du sacro-lombaire et du long dorsal et les deux couches des transversaires épineux; une seconde section du côté opposé de l'épine, à 8 centim. plus bas et comprenant les différentes couches de muscles et d'aponévroses jusqu'au fond de la gouttière vertébrale; une troisième section au niveau de la troisième vertèbre lombaire, comprenant également toute la largeur de la masse commune du sacro-lombaire et du long dorsal. Après ces trois plaies, j'en fis deux autres beaucoup plus considérables sur le même sujet; je coupai transversalement sous la peau les masses charnues de la partie postérieure et supérieure de la cuisse de chaque côté, depuis le fémur jusqu'à la peau. Dans cette section furent compris le grand fessier, le biceps, le demi-tendineux, le demi-membraneux, le droit interne, le grand adducteur, le nerf sciatique et les artères et veines correspondantes. Chacune de ces sections avait été faite au moyen d'une seule ouverture cutanée, avec un bistouri de 2 millim. de largeur, et sur un point de la peau écarté du siége de la plaie intérieure, de manière à détruire le parallélisme des deux ouvertures; pour mieux encore me prémunir contre l'introduction de l'air, je fermai les ouvertures de la peau à l'aide d'un point de suture.

Chez le second chien, je fis une longue plaie sous la peau, s'étendant depuis la racine du cou jusqu'au sacrum, parallèlement à la ligne des apophyses épineuses. Je divisai ainsi tous les muscles qui recouvrent la gouttière vertébrale et traversai tous ceux qui occupent cette gouttière, jusqu'à la dernière couche des transversaires épineux. Cette longue plaie avait pu être faite en deux temps, par une seule ouverture à la peau, correspondant au milieu de l'épine. Dans le premier temps, j'avais divisé toutes les couches des muscles, depuis le haut de la région dorsale jusqu'au milieu de la colonne; dans le second temps, j'avais réintroduit l'instrument par la même ouverture, mais en sens inverse, pour couper du sacrum au milieu de la colonne. Après avoir fait cette première plaie et fermé l'ouverture de la peau, au moyen d'un point de suture, je répétai à la cuisse gauche du même chien l'opération que j'avais faite aux deux cuisses du chien précédent, c'est-à-dire la section transversale de tous les muscles postérieurs du haut de la cuisse, depuis le fémur jusqu'à la peau. Dans cette section ont été également compris les vaisseaux et les nerfs qui font partie de cette masse charnue. Un point de suture ferma toute communication avec l'air extérieur.

Voici dans quel état étaient ces deux chiens immédiatement après l'opération :

Chez le premier, le plus jeune, il y eut des épanchemens de sang sous la peau, au niveau des sections des muscles vertébraux; mais ces épanchemens étaient médiocres. Aux deux cuisses, au contraire, la quantité du li-

quide épanché fut beaucoup plus abondante, quoique cependant elle ne
déterminât pas une forte tension des parties.

Chez le second chien, il y eut un épanchement de sang dans toute l'é-
tendue de la gouttière vertébrale, correspondant à la plaie, mais un épanchement sans gonflement considérable ; à la cuisse opérée, au contraire,
il y eut un épanchement énorme : le volume de la fesse avait doublé ;
elle était ronde, tendue, et remplie évidemment par un liquide épanché.

Les deux chiens furent liés et retenus immobiles jusqu'au lendemain
matin. La nuit se passa tranquille, sans aucune espèce d'accident, et les
animaux ne paraissaient pas souffrir. Le lendemain, le plus fort mangea
un peu, l'autre resta sans manger jusqu'au soir. Ni l'un ni l'autre cependant n'eut aucune apparence de fièvre. Le surlendemain ils paraissaient
de la meilleure santé, buvant, mangeant, comme de coutume, et com-
mençant à se livrer à des mouvemens assez étendus. Le plus jeune, qui
avait eu les deux fesses divisées, était complètement paralysé des deux
membres postérieurs ; il essayait néanmoins de marcher par bonds ; le
plus âgé, ayant conservé un membre intact, marchait parfaitement, le
membre opéré en l'air. Ni l'un ni l'autre n'offrait plus de traces des
opérations aux muscles de l'épine. Aux fesses, le gonflement avait diminué
des trois quarts ; on ne sentait plus sous la peau qu'une matière molle ;
mais la pression ne développait aucune douleur.

Le quatrième jour, le chien le plus âgé ne paraissait plus se souvenir
de ses mutilations : il s'échappa de sa retraite, marcha, courut, sauta
toute la journée ; il était absolument comme avant les opérations. Le
soir il éprouva les effets de cette fatigue prématurée : un peu de sensibilité s'était développée dans le point opéré ; mais, dès le lendemain, tout
paraissait rentré dans l'état normal, et la plaie de la fesse, aussi bien que
celle du dos , n'offrait plus de trace de sensibilité.

Chez le plus jeune des deux chiens, les phénomènes offraient encore
plus d'intérêt ; aucune des cinq plaies n'avait provoqué le plus petit symptôme de réaction inflammatoire, et, dès le quatrième jour, le chien com-
mença à se lever sur ses pattes de derrière, et, au huitième jour, il pouvait marcher ; enfin, aujourd'hui il conserve à peine quelques traces de

cette paralysie complète des deux membres, dûe à la section des troncs nerveux qui les desservent.

Voilà donc une réunion de plaies sous-cutanées, occupant une grande étendue de tissus, ayant divisé des masses charnues, des muscles, des aponévroses, des vaisseaux et des nerfs, suivies d'épanchemens considérables sous la peau, et guérissant, que dis-je, s'organisant immédiatement, presque comme s'il n'eût été question que d'une simple lésion de la peau elle-même. Je m'abstiens de tirer, pour le moment, les conséquences importantes qui ressortent de ces deux opérations. Je me borne à dire qu'il me parut démontré dès lors qu'on pouvait impunément pratiquer des plaies étendues sous la peau sans craindre d'accident, pourvu qu'on eût soin d'empêcher toute communication avec l'air extérieur. Plein de cette conviction, je crus pouvoir essayer d'appliquer à l'homme le bénéfice de ce résultat nouveau.

D. SECONDE SÉRIE D'EXPÉRIENCES CHEZ L'HOMME.

Je ne m'arrêterai pas à détailler chacune des opérations qui m'ont conduit chez l'homme à des résultats analogues à ceux que je viens de rapporter. Je me bornerai à donner un résumé de ces opérations, en faisant connaître les particularités les plus remarquables qu'elles m'ont offertes au point de vue du sujet de ce mémoire.

J'ai fait chez l'homme seize fois (1), sous la peau, la section totale ou partielle des muscles du dos et de la colonne, du trapèze, du rhomboïde, de l'angulaire de l'omoplate, du sacro-lombaire, du long dorsal et des transversaires épineux. Dans chacune de ces opérations, j'ai été obligé de faire des plaies de 8 à 10 centimètres d'étendue, quelquefois de 4 à 5 centimètres de profondeur, comme dans les cas de section complète des masses communes du sacro-lombaire et du long dorsal; dans quelques

---

(1) Depuis la rédaction de ce mémoire, j'ai répété trois cents fois environ les mêmes opérations, et toujours avec les mêmes avantages.

cas, dans la section totale du trapèze et du rhomboïde, par exemple, l'instrument tranchant a parcouru 10 à 12 centimètres sous la peau.

Dans toutes ces opérations, j'ai divisé des faisceaux musculaires, des aponévroses, des gaînes tendineuses, des vaisseaux et des nerfs; dans quelques circonstances, il s'est fait immédiatement sous la peau et entre les lèvres de la plaie sous-cutanée un épanchement assez considérable. Cependant je me suis borné pour tout pansement à fermer la petite ouverture de la plaie extérieure avec un morceau de diachylon gommé, et à exercer une compression médiocre sur la saillie extérieure quand il y avait un épanchement un peu considérable. Dans les seize opérations que j'ai pratiquées, moins une, que j'analyserai plus bas, les plaies n'ont provoqué aucun phénomène inflammatoire ni de fièvre; dès le lendemain, elles n'offraient plus d'autre trace extérieure qu'un léger empâtement, presque insensible à la pression. Tous les sujets qui ont été ainsi opérés ont pu, dès le troisième jour, se lever, marcher avec des supports, être soumis à des appareils mécaniques destinés à corriger les déviations de la colonne dégagées dès lors des agens primitifs de leurs directions vicieuses.

La seule opération qui n'ait pas suivi la marche que je viens d'indiquer a offert des circonstances exceptionnelles qui m'ont paru expliquer clairement la différence des résultats obtenus. C'était la seconde fois que je faisais la section de la totalité des muscles de la gouttière vertébrale; j'avais fait deux ouvertures à la peau, beaucoup plus grandes que de coutume; une assez grande quantité d'air s'était introduite dans la plaie par ces ouvertures, et s'était infiltrée entre les gaînes celluleuses des muscles. Ce n'est que le lendemain de l'opération que je me suis aperçu de la présence de cette masse d'air qui avait soulevé la peau dans une assez grande étendue, et qu'on pouvait apprécier à la crépitation provoquée par la pression des doigts. Depuis cet accident, j'ai eu soin de faire de très petites ouvertures à la peau, de n'en faire qu'une, autant que possible, pour chaque opération, d'expulser l'air qui s'y introduisait, et surtout de ne pas en faire sortir tout le sang épanché pour ne pas laisser d'espace libre entre les lèvres de la plaie et les bouts des muscles divisés. Moyennant ces précautions, il ne m'est pas arrivé le plus petit accident, et j'ai cru voir dans le cas exceptionnel que je viens de rapporter une contre-épreuve décisive de mes expériences, pour établir le fait général de l'organisation immédiate des plaies sous-cutanées.

En résumant la partie expérimentale de ce mémoire, on voit que chez l'homme aussi bien que chez les animaux, que pour les muscles, les aponévroses, le tissu cellulaire, les nerfs et les vaisseaux d'un petit calibre, aussi bien que pour les tendons, les plaies qui divisent tous ces tissus sous la peau hors du contact de l'air extérieur, sont affranchies du travail inflammatoire et jouissent à coup sûr de la propriété de s'organiser immédiatement. Voyons maintenant à quoi tient ce phénomène, et cherchons à déterminer comment l'air agit pour empêcher par sa présence l'organisation immédiate des plaies, et comment, au contraire, par son absence, cette organisation s'effectue toujours immédiatement.

§ II. — THÉORIE DE L'ORGANISATION IMMÉDIATE DES PLAIES SOUS-CUTANÉES.

Le premier point à établir serait sans doute que c'est au défaut de communication des plaies sous-cutanées avec l'air extérieur qu'il faut attribuer leur propriété de s'organiser immédiatement; mais ce fait est si général, si évident, il s'est montré avec une constance si uniforme, qu'il suffit, pour le rendre incontestable, de rappeler les nombreuses circonstances où il existait déjà dans la science, mais où il avait passé inaperçu. Depuis longtemps on savait que la section sous-cutanée du tendon d'Achille était suivie de la formation immédiate d'une substance intermédiaire sans inflammation appréciable : on n'avait pas élevé ce fait à sa signification générale : on avait cru que l'absence de l'inflammation dans ce cas tenait à la texture même du tissu tendineux, dont le défaut de vascularité et de sensibilité le garantissait de toute réaction inflammatoire propre aux autres tissus. On n'avait pas remarqué que Delpech et d'autres après lui ayant fait de grandes ouvertures à la peau avaient provoqué des inflammations et des suppurations là où l'on supposait l'organisation spéciale du tendon la cause de l'absence habituelle de ces accidens. Cependant depuis que cette opération est faite au moyen d'une petite piqûre à la peau et par les personnes qui en ont l'habitude, on n'apprend plus qu'il survienne d'inflammation consécutive. Pour mon compte, j'ai fait plus de 500 sections de tendons ou de muscles, et je suis encore à observer le plus petit accident inflammatoire.

Mais la science était en possession d'autres faits également concluans et également méconnus. On sait qu'à la suite des luxations traumatiques il y a souvent des déchirures considérables des capsules articulaires, des arrachemens de fibres musculaires, comme dans les luxations de la cuisse, de l'épaule et du coude. Eh bien ! à part quelques douleurs produites par la distension ou la rupture de filets nerveux, combien peu d'accidens inflammatoires sont provoqués par ces déchirures faites sous la peau, c'est-à-dire hors du contact de l'air ! Ici, cependant, ce ne sont plus des plaies par instrumens tranchans, ce sont des distensions violentes, des arrachemens de parties reconnues pour être faciles à s'enflammer, et dont l'inflammation est ordinairement des plus graves. Je pourrais citer encore les fractures des os des membres sans ouverture à la peau, et beaucoup d'autres exemples dont la signification essentielle n'avait pas été saisie, mais qui deviennent autant d'expériences irrécusables pour établir que c'est bien à l'absence du contact immédiat de l'air extérieur qu'est due la faculté qu'ont ces plaies de s'organiser immédiatement. Ajoutons que depuis Hunter les personnes qui se sont occupées des phénomènes de la cicatrisation des plaies avaient remarqué la différence qu'ils présentent suivant qu'ils se passent à l'air extérieur ou qu'ils ont lieu hors de son contact. La courte discussion à laquelle je vais me livrer sur le mode d'action de l'air à l'égard des plaies achèvera d'ailleurs de mettre hors de doute la réalité de son influence essentielle et primitive sur la production du phénomène qui nous occupe.

L'influence de l'air à l'égard des plaies sous-cutanées peut être examinée sous le point de vue physique, sous le point de vue chimique et sous le point de vue vital. Chacun de ces modes d'action peut lui-même être considéré par rapport aux élémens principaux qui constituent les plaies sous-cutanées : le sang, les vaisseaux, les nerfs et les tissus divisés proprement dits. L'énoncé seul du problème montre combien il est complexe, combien les termes qui le composent sont nombreux et difficiles à déterminer ; c'est à ce titre que j'ose réclamer toute l'indulgence et l'attention de l'Académie.

L'action physique de l'air sur les plaies sous-cutanées et sur chacun de ses élémens est évidente, mais toute négative. J'ai fait remarquer qu'il fallait, pour que l'organisation immédiate de la plaie s'effectuât à coup sûr, que les ouvertures de la peau fussent très petites, que la plaie fût évacuée de l'air qui avait pu s'y introduire pendant l'opération, et qu'une quantité de sang suffisante pour en occuper l'espace se fût épanchée sous la peau. Au moyen de ces conditions, les lèvres des petites piqûres cutanées se ferment hermétiquement par leur adhésion immédiate, et cette occlusion est encore favorisée par l'application d'un emplâtre collant.

Or que résulte-t-il de cet ensemble de conditions ? Premièrement : Que l'air ne continuant plus à s'introduire dans la plaie ne se présente pas à l'orifice des vaisseaux divisés, et n'empêche pas le sang de continuer à être versé par les bouts des vaisseaux afférens, à mesure que la quantité épanchée est pompée et absorbée par les orifices des vaisseaux afférens. Secondement : Que les bouts de ces derniers, ouverts dans l'intérieur de la plaie se vidant au fur et à mesure de la continuation de la circulation et en vertu de sa continuité, exercent hors du contact de l'air une succion sur le sang épanché, succion qui n'aurait pas lieu si l'air venait incessamment remplir les espaces laissés vides par la quantité de sang absorbé, et s'interposer entre le sang fourni par les vaisseaux efférens et les bouts de ceux qui doivent le résorber. En vertu de son absence de l'intérieur de la plaie, l'air favorise donc le rétablissement de la circulation entre les bouts des vaisseaux divisés et entretient la continuité de cette circulation, sauf les autres conditions que je vais énumérer. Je ne dis rien de l'action de la température de l'air, parce que la science n'est encore arrivée à cet égard à rien de précis, bien que cet élément me paraisse exercer une influence réelle.

L'action chimique de l'air sur le sang des plaies est une des plus importantes. Sans prétendre expliquer la nature du phénomène de la coagulation du sang, phénomène dont personne jusqu'ici n'est parvenu à donner une solution même provisoire, on peut la regarder néanmoins comme une première phase de l'altération de ce fluide qui conduit à sa dissolution et à sa putréfaction. L'air est en effet le principal agent de cette putréfaction. Or quand le sang versé par les vaisseaux divisés est protégé par la peau contre l'air extérieur, il peut bien éprouver un certain degré de coagulation; mais à part des cas exceptionnels, il n'arrive jamais à se décomposer entièrement et encore moins à se putréfier. Ce n'est là à coup sûr qu'une indication vague de l'action chimique de l'air sur le sang des plaies; mais dans sa généralité, cette explication est assez plausible pour qu'on regarde le défaut d'action de l'air extérieur sur le sang des plaies comme une condition qui rend compte du maintien de ses propriétés chimiques les plus importantes. Il serait à désirer que la science pût substituer à cette assertion générale la notion précise des élémens matériels qu'elle formule.

L'influence vitale qu'éprouvent le sang et les autres élémens des plaies sous-cutanées de l'absence du contact de l'air extérieur s'approprie provisoirement, comme dans toutes les questions de physiologie, les faits qui ne trouvent pas encore à être expliqués par l'intervention des lois générales de la physique et de la chimie. Sous ce point de vue, la plus grande partie des phénomènes des plaies sous-cutanées ressortent d'une action vitale du sang, des vaisseaux, des nerfs et des tissus divisés proprement dits.

Au sortir des vaisseaux, le sang éprouve en s'épanchant dans les plaies sous-cutanées un commencement de coagulation. Si l'air extérieur n'intervient pas, une partie de ce sang est résorbée, l'autre partie s'organise; c'est un fait incontestable que mes observations immédiates ont mis hors de doute, et dont j'aurai occasion prochainement de soumettre toutes les phases et toutes les particularités à l'Académie. On peut dire de cet état du sang, que c'est une modification de sa constitution vitale, puisque aucune explication chimique ne lui est applicable, mais non une altération profonde de cette constitution, puisque le sang ainsi modifié continue immédiatement, toutefois avec des caractères physiques et des résultats organiques diflérens, à fonctionner comme il le faisait auparavant, c'est-à-dire à nourrir les tissus et à rétablir leur continuité. Cependant si l'air extérieur continue à influencer le sang épanché, il s'altère de plus en plus, et à part les changemens dans sa composition chimique auxquels nous avons attribué sa dissolution et sa putréfaction, on peut dire que cette dissolution est la cessation de son état de vie, c'est-à-dire la disparition des conditions spéciales qui l'harmonisaient avec le reste de l'organisme et le rendaient apte à continuer les fonctions de nutrition, de renouvellement et d'accroissement de cet organisme. Une fois modifié de la sorte, sous l'influence du contact de l'air, que cette modification soit purement chimique, ou chimique et vitale, le sang donne lieu à une autre série de résultats, dont l'existence ne peut être mise en doute, mais dont la nature et le mécanisme sont encore obligés de se réfugier sous le voile mystérieux de la vie. Le sang altéré, dépossédé des qualités qui font qu'il vit, n'est plus apte à être reçu par les vaisseaux absorbans ou efférens. Soit que ses globules cessent d'être en rapport avec l'orifice de ces derniers, soit que leur sensibilité réciproque cesse de se correspondre, soit que les vaisseaux se resserrent spasmodiquement au contact d'un sang mort, soit enfin que la portion de ce sang, qui parvient à s'insinuer dans quelques-uns de ces vaisseaux, y devienne des germes de destruction contre lesquels s'insurgent les tissus vivans, toujours est-il que le sang incessamment influencé par l'air n'est plus dans les conditions qui le rendent apte à circuler, à nourrir et à réparer les parties; c'est là ce qu'il m'importait d'établir, sauf à être obligé de confesser toute notre ignorance sur les causes matérielles, physiques, chimiques ou vitales de ces résultats. Ajouterai-je que la présence de l'air dans les plaies stimule anormalement les filets nerveux qui y aboutissent, qu'il cause un resserrement spasmodique des vaisseaux, qu'il modifie la totalité des tissus avec lesquels il se trouve accidentellement en contact, leur imprime un état différent de l'état physiologique et les rend par conséquent peu aptes à participer au travail de restauration organique qui s'établit immédiatement entre les bouts des tissus divisés : tout cela n'est que l'expression analytique du fait lui-même, mais non son explication.

Tout ce qu'il me paraît permis de conclure de ce qui précède, c'est que les plaies sous-cutanées s'organisent immédiatement à cause de l'absence du contact de l'air, et que ce fluide n'obstruant pas physiquement la circulation, ne modifiant pas chimiquement le sang, et n'altérant pas sa constitution vivante, finalement n'imprimant pas de modifications anormales aux nerfs, aux vaisseaux et aux tissus habituellement affranchis de son contact immédiat, permet à la vie de continuer l'exercice de ses fonctions, au sang de circuler, de nourrir, de réparer, de s'organiser, là où il aurait provoqué un travail inflammatoire si la peau ne l'eût complètement isolé du contact permanent de l'air extérieur.

Tels sont les phénomènes qui constituent ce que j'ai cru pouvoir appeler l'organisation immédiate des plaies sous-cutanées; quelle que soit la validité de la théorie incomplète que j'en ai donnée, ces phénomènes n'en ont pas moins une existence positive, certaine, soumise à des conditions déterminées, se renouvelant constamment sous l'influence de ces conditions et pouvant par conséquent être substitués avec de grands avantages pour l'art chirurgical aux inflammations suppuratives, là où il sera possible de substituer les opérations sous-cutanées et leurs conditions essentielles aux opérations avec ouverture de la peau et contact habituel de l'air avec les tissus divisés. Ceci me conduit à indiquer immédiatement les principales conséquences qu'on pourra tirer des faits qui précèdent pour les appliquer au domaine général de la chirurgie.

§ III. — CONSÉQUENCES ET APPLICATIONS GÉNÉRALES.

Les conséquences qui résultent des faits et des considérations exposés dans les deux premières parties de ce mémoire sont de deux ordres : les unes, scientifiques, tendront à éclairer le mécanisme des différens modes de réunion des plaies; les autres, pratiques, conduiront à substituer à quelques-unes des opérations qui s'exécutaient jusqu'ici en divisant également la peau et les tissus sous-jacens, le mode opératoire sous-cutané, et à tenter, toutes les fois qu'elle sera possible, la conversion des plaies ouvertes en plaies sous-cutanées complètement fermées à l'air. Quelques développemens montreront le degré d'étendue et d'utilité de ces applications.

Et d'abord tous les auteurs depuis Hunter ont remarqué que les deux modes de cicatrisation des plaies, primitive et secondaire, ne diffèrent que dans leurs premières périodes. Les plaies qui suppurent et celles qui se réunissent par première intention présentent dans le phénomène de l'organisation du tissu de la cicatrice, considéré en lui-même, les mêmes apparences, les mêmes phases, la même série de transformations; toute la différence porte sur les préliminaires de cette opération ; ôtez l'inflammation et la suppuration, et considérez, abstraction faite de ces deux phénomènes, ce qui se passe dans la formation du tissu destiné à renouer la continuité des parties divisées, soit que cette continuité se rétablisse par l'agglutination immédiate, soit qu'elle ne succède qu'au travail inflammatoire, et vous observerez exactement les mêmes résultats. Il est inutile d'entrer dans des détails sur ce premier point qui a maintenant la valeur de la chose démontrée. Mais ce qui ne l'est pas, c'est le mécanisme à l'aide duquel les plaies suppurantes arrivent au travail d'organisation des plaies réunies par première intention, et ce qui ne l'est pas davantage, c'est la condition essentielle de la réunion immédiate de ces dernières. Or les phénomènes de l'organisation immédiate des plaies sous-cutanées me paraissent pouvoir résoudre cette double difficulté, parce qu'ils offrent eux-mêmes la répétition de ce qui arrive dans les deux premiers cas; je m'explique.

Lorsque l'on examine ce qui se passe entre les lèvres d'une plaie qui se réunit par adhésion immédiate, on trouve exactement la même série de phénomènes que dans l'organisation immédiate des plaies sous-cutanées. Toute la différence porte sur l'étendue du travail d'organisation; c'est-à-dire que dans les plaies sous-cutanées il peut y avoir un espace assez considérable entre les lèvres de la plaie dont les bords sont éloignés par le retrait des tissus ou par le fait de la pesanteur; une substance nouvelle remplit cet espace et acquiert progressivement toutes les propriétés du tissu des cicatrices. En comparant ce tissu et les diverses transformations par lesquelles il passe, avec la ligne de jonction qui se trouve entre les lèvres d'une plaie guérie par réunion immédiate, on trouve que les propriétés physiques et organiques sont exactement les mêmes : de part et d'autre, c'est une trame nouvelle, résultant d'un épanchement de lymphe plastique, d'abord gélatiniforme, prenant progressivement de la consistance, se creusant de vaisseaux destinés à rétablir la circulation entre les parties divisées, et finalement arrivant à constituer un tissu nouveau de consistance variable, suivant l'époque où on l'examine, mais la même aux mêmes époques dans les deux cas. La première conséquence qu'on peut tirer de cette identité de produits, c'est que les conditions de production ont été identiques; car la nature n'emploie jamais de moyens différens pour produire des résultats essentiellement pareils. On peut donc déjà conclure du parallélisme des effets au parallélisme des causes. Or, la condition dominante, principale, avons-nous dit, de l'organisation immédiate des plaies sous-cutanées, c'est l'absence du contact de l'air. La même condition existe en réalité pour la réunion immédiate des plaies avec division de la peau; pour s'en assurer directement et sans le secours de l'induction tirée de ce qui se passe dans les plaies sous-cutanées, il suffit d'étudier les cas où l'on a vu la réunion immédiate des plaies s'opérer dans toute l'étendue de leur surface, les cas où elle ne s'est opérée que partiellement avec des parties de surfaces suppurantes, et les cas où elle a échoué complètement, et l'on verra que cette variété de résultats tient essentiellement au défaut de soins employés pour soustraire les surfaces de ces plaies ou quelque portion seulement de ces surfaces au contact de l'air. La seconde conséquence qui résulte de la comparaison des phénomènes de la réunion immédiate avec ceux de l'organisation immédiate des plaies sous-cutanées, c'est que la condition essentielle de cette réunion et de cette organisation est la même, c'est de soustraire exactement les surfaces des plaies à tout contact de l'air atmosphérique; je ne m'arrêterai point à indiquer les moyens de remplir cette indication; il me suffit pour le moment de l'établir comme condition capitale et certaine d'un résultat qui a préoccupé les chirurgiens depuis près de deux siècles, et qui a fait dire à un des historiens de la réunion immédiate que « si la méthode adhésive réussissait d'une manière complète toutes les fois qu'on la tente, la chirurgie serait un art divin (1). »

La conséquence de ce qui précède, c'est que le travail de cicatrisation proprement dit est le même dans les plaies qui ont suppuré, dans les plaies qui se réunissent par première intention, et dans les plaies sous-cutanées : cette conséquence en entraîne nécessairement une autre. S'il est vrai, en effet, que la condition essentielle de la réunion immédiate des plaies avec division de la peau et de l'organisation immédiate des plaies sous-cutanées soit la soustraction de leurs surfaces au contact de l'air, il est probable encore que le travail de cicatrisation des plaies suppurantes n'arrive à s'exécuter que du moment où la nature parvient, par un artifice quelconque, à ramener ces dernières aux conditions des premières ; c'est-à-dire à soustraire leurs surfaces au contact de l'air. C'est en effet ce qui arrive, ainsi qu'on va le voir.

Bichat avait vu le premier que les plaies qui suppurent se revêtent progressivement à leur surface d'une pseudo-membrane qui s'oppose au passage de l'air insufflé (2). Cette membrane, ajoute ce grand anatomiste, est destinée à garantir les parties pendant le travail de cicatrisation (3). Les chirurgiens qui se sont occupés après Bichat du même sujet ont reconnu l'existence de cette même membrane, mais ils lui ont donné, comme Delpech, la destination de sécréter le pus, et ils l'ont appelée membrane puogénique. Bichat, par le rôle vague qu'il avait assigné à la membrane provisoire des cicatrices, a laissé naturellement le champ libre aux hypothèses; mais son instinct ne l'avait-il pas mis sur la voie de la vérité ? Qu'est-ce en effet que cette membrane qui se développe graduellement à la surface des plaies, avant que le travail de cicatrisation commence, et qui précède immédiatement ce travail, sinon le préalable indispensable de

(1) Serre. Traité pratique de la réunion immédiate, p. 51.
(2) Bichat, Anatomie générale, tom. iii, p. 118.
(3) Ibid.

cette cicatrisation, sinon un isoloir entre la surface de la plaie et l'air extérieur, destiné à ramener les plaies suppurantes à la condition essentielle des plaies sous-cutanées? A ce point de vue, plus de différence entre les trois ordres de plaies au moment où elles se cicatrisent. La formation du pus n'est plus une sécrétion spéciale ayant son organe sécréteur spécial : c'est le sang qui arrive à la surface des plaies ouvertes à l'air, et offre une série de modifications relatives aux modifications de la membrane à travers laquelle il filtre, et en raison du degré d'influence de l'air; aussi, en examinant la composition du liquide qui suinte d'une plaie, depuis l'instant où sa surface est soumise à l'air, jusqu'au moment où toute sécrétion du pus cesse, on trouve que ce sont toujours les élémens du sang qui constituent le fluide sécrété, mais des élémens en nombre et en proportion différens, suivant l'époque de la sécrétion; c'est-à-dire suivant la phase et le degré de développement de la membrane qui protège la surface de la plaie contre l'air extérieur. Je me dispense d'entrer dans plus de détails sur ce point, et me hâte d'arriver aux applications pratiques plus immédiates des principes fournis par l'étude des plaies sous-cutanées.

La présence et le contact de l'air étant reconnus comme l'obstacle principal qui s'oppose à la réunion immédiate des plaies, il conviendra d'aviser, non seulement au moyen d'obtenir un contact parfait entre tous les points des surfaces mises en rapport, de fermer hermétiquement le bord des plaies, mais encore de faire un vide complet entre leurs surfaces, de manière à obtenir de la pression atmosphérique un supplément d'action propre à maintenir les surfaces réciproques dans une adhésion parfaite et permanente. Si une portion de ces surfaces reçoit accidentellement le contact de l'air, et offre par conséquent, comme cela arrive souvent, des points de suppuration, on pourra encore, en rompant la membrane déjà formée, replacer ces portions de surfaces suppurantes dans des conditions d'adhésion immédiate, pourvu que l'inflammation consécutive ne soit pas trop considérable.

Mais les applications les plus fertiles, les plus directes des phénomènes des plaies sous-cutanées consisteront à ramener d'une part aux conditions de ces dernières les plaies par instrumens tranchans, dont l'inté-

rieur ne renfermera pas d'autres élémens capables de provoquer une inflammation suppurative, et dont l'ouverture pourra être immédiatement
fermée; d'autre part, à faire sous la peau certaines opérations qu'on avait
coutume de faire en divisant les tégumens.

Parmi les premières applications, je citerai les plaies pénétrantes des
grandes cavités : déjà une foule de chirurgiens, sans avoir pu se rendre
compte du motif de leur détermination, et se laissant guider seulement
par l'expérience empirique, avaient insisté sur les avantages de la réunion immédiate de ces plaies; si la raison que j'ai donnée à l'appui de leur
pratique est fondée, cette pratique y trouvera de nouvelles garanties, et ceux-
là que l'expérience empirique n'avait pu convaincre se laisseront amener à
tenter les ressources de la réunion immédiate. Mais au lieu de parcourir
le cadre analytique des plaies qu'il sera possible de ramener aux conditions des plaies sous-cutanées, je puis formuler toutes les applications en
disant que partout où la réunion immédiate a pu être tentée et pourra
être tentée avec l'espoir de satisfaire à la condition essentielle de son
succès, on y aura recours. On sait que c'est là une des plus grandes
questions qui divisent les chirurgiens de l'Europe, non pas qu'aucun con-
teste aujourd'hui les avantages de ce mode de guérison des plaies quand
on peut l'obtenir; mais les opposans, toujours retranchés dans l'incons-
tance et l'incertitude du succès des tentatives, ont cru qu'il valait mieux
braver immédiatement le danger que de s'exposer à le rencontrer plus
tard dans des conditions moins favorables. Il est permis de croire que
cette cause d'opposition disparaîtra d'elle-même du moment qu'on aura
trouvé le moyen d'assurer la réussite de la réunion immédiate; or, cette
condition, je crois l'avoir indiquée dans l'absence du contact de l'air.

Toutes les opérations qu'il sera possible de pratiquer sous la peau ne peuvent pas être indiquées immédiatement. L'expérience seule suggérera ces applications. On peut croire néanmoins que le débridement de certains engorgemens inflammatoires, la division ou l'enlèvement de certaines tumeurs,
l'ouverture de certains kystes ou de certains abcès trouveront dans le mode
opératoire sous-cutané le moyen d'éviter les accidens inflammatoires consécutifs. Enfin, comme une des plus importantes applications de ce prin-

cipe, je citerai le débridement sous-cutané des hernies crurales et inguinales, et leur guérison radicale par l'occlusion adhésive de leur orifice. Si, comme certaines expériences sur les animaux m'ont donné lieu de l'espérer, cette application est possible avec les avantages qu'elle promet, elle pourrait à elle seule donner quelque importance aux faits que j'ai signalés dans ce mémoire.

Des faits et des considérations exposés dans ce mémoire, je crois pouvoir tirer les conclusions suivantes :

1° Les plaies sous-cutanées des tendons, des ligamens, des muscles, des aponévroses, des artères de petit calibre, des veines et des nerfs, de quelque étendue qu'elles soient, guérissent en s'organisant immédiatement, quoiqu'il y ait un espace considérable laissé entre les lèvres de la solution de continuité.

2° La condition essentielle de ce résultat est que l'intérieur de la plaie n'ait aucune communication avec l'air extérieur; et le moyen de l'obtenir est de pratiquer une très petite ouverture à la peau, le plus loin possible du siége de la plaie interne et de produire l'occlusion immédiate de cette ouverture avec un emplâtre collant.

3° Le mode d'action de l'air, à l'égard des plaies sous-cutanées, participe à la fois d'une action physique, chimique et vitale : physique, en favorisant par les espaces libres qu'il laisse sous la peau au fur et à mesure de la résorption des parties épanchées, la continuité de la circulation; chimique, en n'altérant pas les principes de la composition du sang; vitale, en laissant à ce fluide sa consistance et les propriétés en vertu desquelles il vit, circule, nourrit et organise les tissus, et en laissant les extrémités des vaisseaux et des nerfs dans les conditions propres à l'exercice de leurs fonctions.

4° Le mécanisme de l'organisation des plaies sous-cutanées est le même que celui de la réunion adhésive, le même que celui de la cicatrisation des plaies qui suppurent. La condition essentielle de cette cicatrisation est la même dans les trois ordres de plaies : *la soustraction de leurs surfaces au contact de l'air; d'où la condition essentielle de la réunion par première intention des plaies, l'absence du contact de l'air, et l'indication pour l'obtenir, l'application hermétique de leurs surfaces et l'occlusion permanente de leurs bords.*

5° Les applications du phénomène de l'organisation immédiate des plaies sous-cutanées sont de ramener toutes les plaies, avec libre communication à l'air, aux conditions des plaies sous-cutanées, et de faire sous la peau les opérations qui ne réclament pas indispensablement la division de l'enveloppe cutanée : tels sont certains débridemens d'engorgemens inflammatoires, l'enlèvement de certaines tumeurs, les débridemens des hernies et la guérison radicale de ces dernières, au moyen de l'occlusion adhésive de leur orifice.

MÉMOIRE

SUR

LES PLAIES SOUS-CUTANÉES

DES ARTICULATIONS;

LU A L'ACADÉMIE DES SCIENCES, LE 4 MAI 1840.

———

DEUXIÈME ÉDITION.

MÉMOIRE

SUR

LES PLAIES SOUS-CUTANÉES

DES ARTICULATIONS.

Dans mon premier mémoire sur les PLAIES SOUS-CUTANÉES, j'ai cherché à établir que les plaies pratiquées sous la peau par une petite ouverture, et maintenues à l'abri du contact de l'air, sont affranchies de tout travail d'inflammation suppurative, et ont la propriété de s'organiser immédiatement.

J'ai montré par des expériences sur les animaux, et par un grand nombre d'opérations chez l'homme, que les tendons, les aponévroses, les muscles, le tissu cellulaire, les nerfs, les vaisseaux de petit calibre, peuvent être ainsi divisés dans une très grande étendue sous la peau, sans provoquer de travail inflammatoire. De nombreuses applications de ce principe, vu dans sa plus grande généralité, ont déjà pu faire pressentir les services qu'il est susceptible de rendre à la chirurgie. Poursuivant le même fait dans ses développemens, je me suis livré à des expériences qui ont eu pour but de démontrer que les plaies sous-cutanées des articulations des membres peuvent, dans des conditions déterminées, participer au bénéfice des plaies sous-cutanées des autres tissus, c'est-à-dire être exemptes d'accidens inflammatoires, et devenir, sans préalable aucun, le siége d'un travail d'organisation immédiate. Cependant on sait, et je le rappellerai à dessein, que les plaies pénétrantes des articulations sont considérées, à juste titre, comme spécialement graves : je crois en avoir donné récemment la raison dans mon travail sur L'INTERVENTION DE LA PRESSION ATMOSPHÉRIQUE DANS LE MÉCANISME DES EXHALATIONS SÉ-REUSES (1). Or, malgré la réalité de ces faits et de ces conditions, éta-blissant la gravité spéciale des plaies pénétrantes des articulations, je suis arrivé à me convaincre que ces plaies, pratiquées sous la peau et maintenues hors du contact de l'air, peuvent partager l'immunité des autres plaies sous-cutanées, et conduire, pour leur propre compte, à des applications chirurgicales non moins utiles et non moins imprévues.

§ I. — EXPÉRIENCES SUR LES ANIMAUX.

PREMIÈRE SÉRIE D'EXPÉRIENCES. — J'ai fait sur un chien adulte, de forte taille, au moyen d'une ponction, pratiquée à 3 centimètres du foyer de la plaie interne, la section sous-cutanée des ligamens et capsules fibreuses des articulations fémoro-tibiales et huméro-cubitales des quatre membres. Ces plaies n'intéressaient que le côté externe de ces articula-tions, mais avaient de 3 à 4 centimètres de longueur. Pour m'assurer que la section des ligamens et de la capsule avait bien été complète en ces points, j'ai fait pénétrer et voyager l'instrument dans l'intérieur de l'articulation. Aussitôt ce dernier retiré, je maintins pendant quelques secondes mon doigt appliqué sur l'intervalle compris entre la plaie extérieure de la peau et la plaie intérieure de l'articulation; je ne pris pas d'autre précaution pour empêcher l'introduction de l'air. L'animal fut ensuite enfermé jus-qu'au lendemain, tenu à la diète, mais libre de ses mouvemens. Le lende-

---

(1) Lu à l'Académie des sciences le 13 janvier 1840 ; inséré dahs la GAZETTE MÉDICALE, 1840, p. 321.

main les petites plaies cutanées étaient complètement fermées, mais les environs de la plaie intérieure étaient le siége d'un épanchement circonscrit, sans douleur aucune. L'animal fut mis en liberté toute la journée ; il mangea comme de coutume et ne parut éprouver aucune espèce de malaise. Vers le cinquième jour, le fluide épanché autour des articulations ouvertes avait été presque entièrement résorbé, et à sa place on sentait un petit bourrelet résultant du travail d'organisation immédiate des parties. Au huitième jour, ce bourrelet était réduit à une simple nodosité, à peine perceptible sous la peau. Pendant tout ce temps, le chien n'avait manifesté aucune douleur ni gêne dans les articulations ; bien plus, j'avais pu le soumettre à une série d'autres plaies sous-cutanées très considérables, pratiquées sur d'autres points et dans un autre but, sans pour cela éveiller le moindre travail inflammatoire. Le quinzième jour de l'expérience, le chien fut abattu et les plaies articulaires examinées. Les ligamens et les capsules divisés étaient parfaitement réunis, au moyen d'une cicatrice linéaire, adhérente aux parties extérieures, mais non aux surfaces articulaires, et offrant quelques particularités, qui seront exposées dans un travail spécial sur l'organisation immédiate des plaies sous-cutanées. Pour le moment, je me borne à noter ce qui a trait aux phénomènes les plus généraux des plaies sous-cutanées des articulations. Or, ni les pourtours, ni l'intérieur de celles qui avaient été ouvertes n'offraient de trace de travail inflammatoire. Les cartilages, les synoviales, les ligamens, le tissu cellulaire avaient les caractères de l'état normal le plus parfait.

Cette première série d'expériences me parut établir que les plaies pénétrantes des articulations, maintenues à l'abri du contact de l'air, peuvent guérir immédiatement sans inflammation préalable. Cependant il y avait eu épanchement consécutif assez considérable dans les environs de la plaie ; je désirais savoir l'origine de cet épanchement, son mécanisme, son importance, les conditions et les moyens propres à le prévenir ; je désirais comparer entre eux les résultats des plaies pénétrantes directes des articulations, pratiquées avec des circonstances variées et graduellement rapprochées de celles qui accompagnent les plaies pénétrantes accidentelles de ces mêmes parties chez l'homme. Dans ce but, je fis la série d'expériences qui suivent.

DEUXIÈME SÉRIE D'EXPÉRIENCES. — Je pris un chien de moyenne taille, âgé de 2 ans. Je lui fis aux quatre articulations radio-carpiennes et tibio-tarsiennes' des plaies variées. La première, pratiquée à l'articulation tibio-tarsienne gauche, répéta exactement celles faites sur le premier chien. Au membre correspondant du côté droit, je fis, à l'aide d'une ponction, une plaie pénétrante directe de la même articulation, c'est-à-dire dont l'ouverture extérieure, de 5 à 6 millimètres, correspondait directement à la plaie de la capsule articulaire : celle-ci avait un centimètre environ d'ouverture. Ni l'une ni l'autre de ces deux plaies ne fut soumise à aucun pansement; les membres furent laissés libres. Au membre de devant droit, je fis, à l'aide d'une ponction de la peau, à 3 centimètres de distance de la plaie articulaire, la section des ligamens et de la portion antérieure de la capsule articulaire, dans l'étendue de 3 centimètres environ ; du côté gauche, je fis, dans une étendue de 3 à 4 centimètres, une plaie directe transversale de la peau, des ligamens et de la capsule articulaire, de manière à mettre et à maintenir les surfaces articulaires complètement à nu. Ces deux dernières plaies des membres de devant furent enveloppées de linge et les articulations maintenues, pendant deux jours, dans une extension permanente, à l'aide d'un appareil dextriné et du plâtre coulé. Les phénomènes des quatre plaies furent différens : la plaie du membre abdominal, répétant celles pratiquées sur le premier chien, offrit la répétition exacte des symptômes observés chez ce dernier : occlusion immédiate de la petite ouverture de la peau ; absence complète de douleur, mais épanchement de fluide autour de la plaie articulaire, lequel présenta les mêmes phases que dans les cas précédens, se résorba en partie et fut remplacé par un travail d'organisation immédiate. Cependant il restait une communication de peu d'étendue entre la cavité articulaire et la poche de nouvelle formation. La seconde plaie, c'est-à-dire celle avec petite ouverture de la peau, correspondant directement à une plaie plus grande de l'articulation tibio-tarsienne, présenta, pendant trois jours, les caractères d'une fluxion inflammatoire : épanchement circonscrit, comme dans le cas précédent, mais gonflement, rougeur et sensibilité de la peau et des parties sous-jacentes. Toutefois, ces symptômes ne s'aggravèrent point, et le quatrième jour il n'y avait plus qu'un peu d'empâtement, comme dans la plaie du membre correspondant, un peu de turgescence et d'ecchymose de la peau, mais aucune apparence de suppuration. Aux plaies des membres de devant, les phénomènes ont été tout à fait différens. Au membre droit, dont l'articulation radio-carpienne avait été ouverte à l'aide d'une ponction sous-cutanée, mais qui avait été maintenue immobile dans un appareil dextriné, on ne voyait plus, après vingt-quatre heures, aucune trace de plaie; point d'épanchement, point de gonflement, ni rougeur, ni sensibilité; enfin, l'on n'aurait pu supposer que l'articulation eût été lésée. De l'autre côté, au contraire, l'articulation était gonflée; malgré le pansement et le repos auquel l'articulation avait été soumise, elle était manifestement enflammée; il y avait une douleur marquée, ses bords étaient rouges, turgescens ; il s'échappait de son intérieur un liquide clair, séreux, mais non de la synovie normale. Le chien fut mis en liberté, ses quatre plaies abandonnées à elles-mêmes. Les trois premières guérirent sans accident et sans phénomène autre que ceux précités. La grande plaie directe de l'articulation radio-carpienne gauche présenta seule quelques particularités nouvelles. L'inflammation de l'articulation s'accrut; le gonflement, la sensibilité, la chaleur augmentèrent; une suppuration complète s'en suivit; les extrémités articulaires se gonflèrent, et l'articulation se raidit et présenta un certain degré de flexion permanente. Néanmoins, au bout de vingt-cinq jours, la cicatrisation de cette plaie s'était effectuée, et il ne restait plus de la lésion articulaire qu'un peu de gonflement des parties, y compris celui des extrémités articulaires. Les parties, examinées anatomiquement, vingt-cinq jours après les expériences, offrirent les résultats suivans. La première plaie tibio-tarsienne présenta les mêmes particularités que les quatre plaies du premier chien. La seconde plaie offrait quelques adhérences de la capsule articulaire et des ligamens divisés, avec les points correspondans des surfaces articulaires, mais seulement avec ces points. Les adhérences étaient beaucoup plus étendues avec les tissus extérieurs.

La troisième plaie, celle de l'articulation radio-carpienne droite, faite par une très petite ouverture, et l'articulation tenue immobile, n'avait été le siége d'aucun épanchement. Il était difficile d'apercevoir les traces de la réunion des parties divisées, tant la cicatrice était petite, tant le travail d'organisation immédiate avait été complet et circonscrit. Enfin, la quatrième plaie offrait des traces nombreuses et évidentes d'un travail inflammatoire complet : gonflement des parties, turgescence chronique des tissus, adhérences sous forme de brides celluleuses entre quelques points assez étendus des surfaces articulaires, surtout au niveau de la plaie de la capsule. J'omets, comme je l'ai déjà dit, les détails intéressans qui se rapportent aux changemens de toutes sortes que subissent les différens tissus sous l'influence de ce travail de réparation organique. Il en sera question ailleurs.

Or, que résulte-t-il directement de ces deux séries d'expériences ? Et d'abord que, chez les chiens, les plaies sous-cutanées des articulations, pratiquées hors du contact de l'air, sont affranchies de tout travail d'inflammation suppurative; que les plaies des articulations qui conservent la liberté de leurs mouvemens après l'opération donnent lieu à un épanchement de fluide synovial et de sang autour de la plaie articulaire; que celles dont les articulations ont été maintenues dans l'immobilité ne présentent point cette sorte d'épanchement, ou au moins ne la présentent qu'à un degré imperceptible; que les plaies pénétrantes directes avec une petite ouverture de la peau et une division plus étendue des ligamens et capsules articuculaires deviennent le siége d'un travail sub-inflammatoire circonscrit, mais non suivi nécessairement de suppuration; que les plaies pénétrantes directes des articulations, avec large ouverture de la peau et des tissus profonds de l'articulation, sont le siége d'une inflammation suppurative.

Ces résultats de mes expériences répétées plusieurs fois sur le chien ne seraient pas rigoureusement applicables à l'homme, vu la différence si connue des effets des plaies dans deux organismes aussi distincts l'un de l'autre; mais j'ai pourvu à cette difficulté par des expériences directes ou opérations chez l'homme.

§ II. — EXPÉRIENCES CHEZ L'HOMME.

Il eût été téméraire de procéder immédiatement et d'une manière générale à ces applications. Quelle que soit l'innocuité des effets produits par ces tentatives, j'ai encore besoin de faire remarquer que je ne les ai réalisées qu'en morcelant et en graduant ces essais, et nanti d'avance de faits préalables, puisés dans l'observation des produits spontanés de la nature, lesquels portaient avec eux le même caractère essentiel. J'ajouterai d'ailleurs que, croyant être parvenu à déterminer les conditions spéciales qui rendent si graves, chez l'homme, les plaies pénétrantes des articulations, j'ai pu m'entourer de toutes les précautions propres à neutraliser ces conditions. Or, voici sur chacun de ces points les résultats de mes observations et de mes expériences.

Les accidens qui amènent chez l'homme tant d'infirmités fâcheuses improvisent souvent aussi les expériences les plus curieuses, et qui peuvent mettre sur la voie des plus féconds résultats. C'est par des observations de cette nature que j'ai été encouragé d'abord à faire mes premières tentatives de plaies sous-cutanées des articulations chez l'homme. Les luxations traumatiques des grandes articulations et certaines tumeurs articulaires m'ont paru présenter les principaux caractères de ces plaies. On sait, et j'avais déjà fait remarquer dans mon précédent mémoire sur les plaies sous-cutanées, que les ligamens et les capsules articulaires de l'épaule et de la cuisse sont presque toujours déchirés et les articulations largement ouvertes, dans les luxations traumatiques de ces articulations. Il y a, de plus, des tiraillemens de filets nerveux, des ruptures de vaisseaux, des épanchemens considérables de synovie et de sang, provoqués par le vide instantané qui s'opère au sein de ces articulations; néanmoins il est assez rare que ces déchirures, que ces violences extrêmes, exercées sur des parties regardées vulgairement comme si susceptibles de s'enflammer, deviennent le siége d'accidens inflammatoires bien marqués. Il suffit au contraire, dans le plus grand nombre des cas, de quelques jours de repos et d'applications résolutives, pour rétablir les choses dans l'é-

tat normal. Voilà, si je ne me trompe, des exemples de plaies sous-cutanées des articulations garanties du contact de l'air, et guérissant par l'organisation immédiate des tissus. La différence entre ces plaies et celles
pratiquées par l'instrument tranchant est toute au profit de ces dernières.

La division nette des tissus ne provoque ni les déchirures douloureuses, ni les épanchemens articulaires inséparables des premières. Le second ordre de faits qui m'ont paru avoir la même signification, sont les
tumeurs synoviales entourant les articulations. Ces tumeurs, dont le mécanisme n'avait pas été bien établi jusqu'ici, trouvent dans mes expériences sur les plaies des articulations des chiens, une solution toute maté-
rielle, en même temps qu'elles concourent à établir la transition de mes
expériences du chien à l'homme. On a vu en effet que chez ceux de ces
animaux qui avaient marché après l'ouverture sous-cutanée des articulations, il se formait dans les environs de ces ouvertures des tumeurs
synoviales tout à fait analogues à celles qui se produisent spontanément chez l'homme. L'analogie devient plus grande lorsque l'on examine
le contenu de ces kystes, dans les deux cas. Ainsi, j'ai trouvé dans les
poches synoviales produites sur le chien, de petites concrétions fibri-
neuses ayant le plus grand rapport avec celles qui occupent les tumeurs
synoviales chez l'homme. Dans l'un et l'autre cas, n'est-ce pas la synovie
qui s'échappe par les éraillures des capsules articulaires, et chez l'homme,
comme chez les chiens que j'ai opérés, ces tumeurs ne sont-elles pas le produit d'ouvertures effectuées en quelques points des capsules articulaires?
Ces épanchemens sous-cutanés de synovie, par des ouvertures spontanées
des capsules fibro-celluleuses des articulations, m'ont paru constituer une
autre série de faits pouvant servir de préalables à ceux que je voulais produire expérimentalement chez l'homme.

Les précautions propres à assurer l'innocuité des plaies sous-cutanées
des articulations chez l'homme se réduisent à ceci : faire une très petite
ouverture à la peau, le plus loin possible de la cavité articulaire, et la
fermer immédiatement, de manière à empêcher l'introduction et le contact de l'air; ne point pratiquer ces plaies pendant la flexion des membres, et tenir après l'opération les articulations dans la plus complète

immobilité. L'importance de quelques-unes de ces précautions est trop bien établie, je pense, pour que j'insiste davantage. Celles qui sont relatives à la position non fléchie du membre et à l'immobilité consécutive de l'articulation sont la conséquence de recherches assez récentes pour permettre quelques développemens. J'ai cherché à établir par mes expériences communiquées il y a quelques mois à l'Académie (1), que les cavités articulaires sont le siége d'ampliations périodiques pendant les mouvemens qu'elles exécutent, et surtout pendant les mouvemens de flexion, d'où résulte au sein de ces cavités une tendance au vide, et par conséquent un certain degré de succion sur les parois de ces cavités. Pour empêcher l'air extérieur de se précipiter au sein des articulations ouvertes, il faut donc s'abstenir de placer l'articulation dans les conditions où les espaces intra-articulaires s'agrandissent. Ajoutons que l'air en pénétrant au sein des articulations, à part l'influence qu'il y exerce comme dans les plaies de tous les tissus, devient la cause d'accidens spéciaux, en tant qu'obstacle mécanique à la continuité de l'exhalation de la synovie.

Nanti des observations qui précèdent, et me reposant sur la notion rationnelle de la cause des accidens ordinaires des plaies pénétrantes des articulations, j'ai procédé aux applications expérimentales chez l'homme.

Ainsi qu'on l'a vu par les conclusions d'un mémoire, que j'ai adressées à l'Académie dans sa dernière séance (2), j'ai fait déjà un grand nombre de fois la section sous-cutanée des ligamens de l'articulation du genou et du pied, pour remédier à plusieurs difformités causées ou entretenues par la rétraction de ces ligamens. Dans plusieurs de ces opérations, notamment dans la section des ligamens tibio et péronéo-tarsiens, et dans celle de plusieurs ligamens du tarse, j'ai été obligé d'étendre mes sections jusqu'à l'intérieur des cavités articulaires. Ces opérations répétées un grand nombre de fois n'ont jamais donné lieu à aucun accident inflammatoire.

---

(1) Gazette Médicale, 1840, p. 321.

(2) Gazette Médicale, 1840, p. 250.

Dans tous les cas, les plaies se sont comportées comme les plaies des muscles et des tendons, c'est-à-dire se sont organisées immédiatement. Je n'ai pas même observé d'épanchement de synovie autour des plaies; nouvelle preuve que ces épanchemens tiennent aux mouvemens des articulations dont les alternatives de vide et de plein chassent incessamment au dehors les fluides qui s'y secrètent.

Telles sont les observations et expériences qui m'ont paru établir que les plaies sous-cutanées des articulations jouissent, comme celles des autres tissus de l'homme, de la propriété de s'organiser immédiatement sans le préalable obligé des accidens inflammatoires. Je pourrais me borner à l'énoncé de ce résultat, laissant au temps et à l'expérience d'en montrer les conséquences et les applications; mais quelques-unes de ces conséquences étant d'un ordre assez général, et m'ayant mis sur la voie de ressources complètement imprévues jusqu'ici, je crois devoir les indiquer en peu de mots.

§ III. — APPLICATIONS PRATIQUES.

Il n'est pas rare de rencontrer des collections séreuses ou sanguines ou purulentes dans les articulations. Ces collections étaient jusqu'ici abandonnées aux efforts de la nature. Le traitement en était long, douloureux et souvent stérile. L'ouverture sous-cutanée de ces collections pourra y apporter un remède rapide, efficace et exempt de danger. Il en sera de même des corps étrangers retenus dans les articulations.

Indépendamment des faits spéciaux que j'ai communiqués à l'Académie sur la section des ligamens rétractés, dans le traitement d'une foule de difformités, il existe un autre ordre de ces dernières, dans lesquelles les surfaces articulaires ont contracté des adhérences plus ou moins intimes. Lorsque l'analyse pathologique aura fait le départ rigoureux des cas qui ne portent point avec eux des germes spéciaux de suppuration; lorsque l'on aura su combiner les ressources de la ténotomie, de la myotomie et de la syndesmotomie, pour ne laisser plus aux obstacles osseux que leurs résistances circonscrites; lorsque enfin on n'aura point à craindre d'autres conséquences d'efforts intempestifs et mal conçus, alors peut-être sera-t-il possible d'appliquer à la rupture extemporanée des ankyloses le bénéfice de l'innocuité des plaies sous-cutanées des articulations.

Mais une dernière application plus importante que les précédentes, parce qu'elle est beaucoup plus générale, et qui n'est déjà plus à l'état de conception seulement, c'est l'introduction des sections sous-cutanées des ligamens et des capsules articulaires dans le traitement des luxations congéniales ou anciennes irréductibles. On sait qu'un grand nombre de ces difformités sont incurables, parce que la réduction des luxations qui les constituent est impossible ou ne peut être maintenue, soit à cause des adhérences fibro-celluleuses, soit à cause de l'oblitération partielle des cavités articulaires, soit à cause de l'élongation et du relâchement considérable des ligamens, soit enfin par défaut de point fixe où maintenir et loger l'extrémité de l'os luxé. Eh bien ! les incisions sous-cutanées, les scarifications des capsules ligamenteuses pourront dans quelques cas favoriser les réductions, les rendre permanentes, placer autour des parties trop mobiles, des élémens de fixité, circonscrire et favoriser le développement des cavités articulaires insuffisantes, en produire de nouvelles, en un mot provoquer expérimentalement les conditions que la nature réalise souvent d'elle-même dans des cas imprévus, à la suite des luxations traumatiques. J'ai dit que déjà cet ordre d'applications n'était plus tout à fait pour moi à l'état de conception. En effet, j'ai pu guérir par cette méthode, chez une jeune fille de 11 ans, une luxation congéniale de l'extrémité sternale de la clavicule. Cette difformité avait été combattue par toutes sortes de traitemens. La saillie de l'extrémité sternale de la clavicule était très considérable et l'appareil ligamenteux très relâché. Je fis sous la peau, tout autour de l'articulation, des incisions comprenant les ligamens et la capsule articulaire; je circonscrivis ainsi, par des scarifications nombreuses et profondes, le champ d'oscillation de l'extrémité interne de la clavicule : après dix jours d'immobilité parfaite de l'articulation, je vis à ma grande satisfaction l'extrémité de la clavicule, fixée, comme emprisonnée au milieu d'un bourrelet fibreux de nouvelle formation, et ayant contracté avec les parties environnantes des adhérences propres à prévenir tout nouveau déplacement. Quoique je pusse m'en tenir à ce premier résultat, je crus le rendre plus certain en répétant l'opération. Après un mois de repos et de précautions, la jeune fille put exécuter avec le bras, du côté luxé, tous les mouvemens qui jusque-là avaient été invariablement accompagnés d'une saillie considérable de la tête claviculaire en avant.

Depuis cette première tentative, j'en ai entrepris d'autres plus importantes dont j'espère le même succès; je me ferai un devoir d'en communiquer les résultats à l'Académie, lorsqu'ils seront assez bien établis pour mériter de fixer son attention.

NOTES.

NOTES.

Parmi les chirurgiens qui ont bien voulu s'associer à mes idées et faire
des applications de ma méthode, il en est qui ont publié eux-mêmes ou
fait publier les résultats de leurs tentatives ; d'autres se sont bornés à les
exécuter publiquement. Nous reproduisons textuellement les publications des premiers et nous nous bornons à indiquer les principales circonstances des applications des seconds.

Notes 1, 2 et 3, page 36.

MM. Barthélemy, Chaumet, Maréchal, Malgaigne et Velpeau ont appliqué ma méthode à l'incision des kystes synoviaux qui se développent autour des articulations : les quatre premiers avec succès, M. Velpeau sans
succès.

Voici la note de M. Barthélemy sur le procédé qu'il a proposé, et que
MM. Chaumet et Maréchal ont appliqué.

NOTE SUR LE TRAITEMENT DES TUMEURS SYNOVIALES, PAR L'INCISION SOUS-CUTANÉE; par M. le docteur BARTHÉLEMY, chirurgien de l'hôpital du Gros-Caillou.

(Extrait de la GAZETTE MÉDICALE, 1839, page 773.)

« Frappé d'une part de l'insuffisance des réfrigérans, des frictions mercurielles, de la compression, des vésicatoires, de l'écrasement et des ponctions, pour guérir radicalement les tumeurs synoviales; et d'autre part, des accidens parfois si redoutables attachés au traitement de ces tumeurs par le séton, les injections irritantes, l'incision et l'ablation complète, j'ai songé à leur appliquer la méthode des sections sous-cutanées, dont les principes et les avantages ont été établis par M. J. Guérin.

» Un jour que j'assistais à une application que ce chirurgien faisait de cette méthode à la section des muscles du cou, j'ai conçu immédiatement l'idée de l'étendre au traitement des tumeurs synoviales. En conséquence, le 14 novembre 1838, j'ai publié, dans la LANCETTE, un procédé qui consiste à glisser sous la peau à laquelle on fait un pli, une espèce de fer de lance mince, allongé, porté sur une tige cylindrique, longue de deux pouces et coudée près du manche de l'instrument. On s'avance de loin sous la peau, vers le côté gauche du ganglion que l'on fend en deux comme une amande, après quoi l'instrument est retiré par la ponction d'entrée, de telle sorte que l'opération se trouve tout à fait exempte du contact de l'air. La liqueur que le kyste contient se répandant dans le tissu cellulaire, il disparaît aussitôt et ne laisse pour ainsi dire aucune chance de ces récidives dont tous les autres moyens thérapeutiques sont entachés. C'est du moins ce que les prévisions théoriques permettent d'espérer.

» M. Chaumet, chirurgien en chef de l'hôpital civil de Bordeaux, vient de se servir de ce procédé 1° sur madame Suzanne Ricard, épouse d'un tailleur ; 2° sur une jeune fille des Landes. Dans la communication que cet honorable confrère a bien voulu me faire de ces deux observations, il me dit qu'il s'est avancé d'un peu loin vers les tumeurs, qu'il a seulement ponctionnées avec une aiguille à cataracte, et qu'elles se sont affaissées à l'instant même. Après que son instrument a été retiré, il a appliqué sur tout le lieu de l'opération des compresses froides qu'il a maintenues par quelques tours de bande légèrement serrés. En peu de jours, il a conduit ses deux opérées à une guérison qu'aucun accident inflammatoire n'est venu traverser.

» J'aurais préféré que M. Chaumet appliquât mon procédé pur et qu'il fendît les tumeurs. L'expérience a en effet démontré qu'avec la ponction seulement ces maladies sont fort sujettes à se reproduire. M. Velpeau (dans ses Nouveaux élémens de médecine opératoire) dit qu'il en a assez souvent opéré par la ponction sous-cutanée, *sans jamais avoir obtenu de guérison radicale*. Aussi voudrait-il qu'on ajoutât à ce moyen le vésicatoire et la compression.

» M. Maréchal, chirurgien aide-major au 15ᵉ de ligne, qui est venu dernièrement me prier de lui confier l'instrument que j'ai fait faire *ad hoc*, s'est conformé à toutes les indications de mon procédé sur un officier d'artillerie, de Vincennes; seulement, au lieu de glisser la lame sur la partie gauche du ganglion, comme je le conseille, il l'a portée directement sur la partie moyenne, l'a percée de part en part, et n'a eu, pour l'inciser en entier, qu'à incliner son double tranchant à droite et à gauche. Cette légère modification à mon procédé peut avoir l'avantage d'en faciliter l'exécution ; c'est ce que pense M. Maréchal, et peut-être a-t-il raison. Du reste, il a terminé son opération en retirant l'instrument avec les précautions exigées. Des compresses trempées dans l'eau froide, une compression légère et le repos absolu du membre opéré ont amené une guérison aussi prompte que facile.

» Les trois observations précédentes suffisent, je pense, pour démontrer la possibilité d'appliquer la méthode des sections sous-cutanées à la cure des tumeurs synoviales, et tendent à confirmer les prévisions que M. J. Guérin a exprimées à l'égard des services que ce mode opératoire nouveau est susceptible de rendre à la chirurgie. »

EXTRAIT D'UNE NOTE DE M. MALGAIGNE SUR LE MÊME SUJET.

(Bulletin thérapeutique, janvier 1840, page 39.)

.... « J'ai déjà dit que l'écrasement et la ponction ne m'inspiraient aucune confiance; je n'avais pas voulu, vu le nombre des tumeurs, recourir aux incisions: en y réfléchissant, je pensai qu'on pourrait appliquer là, avec avantage, les incisions sous-cutanées sur lesquelles M. J. Guérin avait récemment éveillé l'attention des chirurgiens; et voici le procédé très simple que je mis à exécution, d'abord sur la tumeur de la face dorsale de la main gauche.

» La tumeur étant comprimée latéralement avec le pouce et l'indicateur gauches de manière à lui donner un degré considérable de tension, et l'allonger dans le sens de l'axe du membre, je pris un bistouri droit à lame un peu étroite que je portai, tenu à plat parallèlement à la peau, à l'extrémité inférieure du grand diamètre de la tumeur ; j'enfonçai l'instrument jusqu'au talon pour dépasser l'autre extrémité, sans cependant atteindre la peau ; et alors retournant la lame de champ, je tins ainsi écartées les lèvres de la petite ouverture pour faciliter l'issue de la synovie que j'expulsai par la compression. Il n'en sortit toutefois qu'une petite partie, les locules latérales étant demeurées intactes. Alors ramenant la lame à plat, je fis exécuter à la pointe un quart de cercle complet du côté gauche, de manière à couper par dessous la peau tout ce qui se présentait sur son passage jusqu'à quelques lignes au-delà des limites de la tumeur ; je retournai le tranchant à droite, où j'opérai une section semblable ; puis je le retournai en haut du côté de la peau, et divisai de la même manière toutes les enveloppes de la tumeur ; enfin, portant la pointe en bas, je labourai les parois les plus profondes du kyste, en retirant cette fois le bistouri, et prenant bien soin de ne pas trop appuyer, de peur de léser les tendons sous-jacens. On voit que dans les trois premières sections, le bistouri était toujours demeuré sous la peau ; les mouvemens en arc de cercle se faisaient avec la pointe et la lame, le talon demeurant dans l'ouverture cutanée qui servait de centre à tous ces mouvemens ; et le résultat fut que nous avions coupé la tumeur d'avant en arrière et de droite à gauche, absolument, pour me servir d'une comparaison vulgaire, comme une pomme en quatre quartiers, sans avoir une incision extérieure de plus de trois lignes. Je comprimai doucement la tumeur pour évacuer toute la synovie ; j'appliquai pardessus des plaques d'agaric surmontées d'épaisses compresses pour maintenir une compression molle et efficace à la fois ; et je laissai ainsi les choses à elles-mêmes pendant huit à dix jours. Quand je levai l'appareil, la petite plaie était cicatrisée, et à peine si on en voyait la trace : la tumeur était vide, aplatie ; la compression fut réappliquée pendant cinq à six jours encore, après quoi nous l'enlevâmes tout à fait. Voici quel fut le résultat. La presque totalité de la tumeur resta affaissée, comme si ses parois s'étaient recollées, et ne faisait sous la peau qu'une très légère saillie due à l'épaisseur de ces mêmes parois ; et plus d'un mois après il n'y avait encore aucune menace de récidive. Mais à l'extrémité droite de la tumeur, il était resté un petit kyste roulant sous la peau, du volume d'un gros pois, et qui avait échappé à l'instrument ; on voit qu'il avait également résisté à la compression. Ce fut pour nous un avis de mieux rechercher tous ces petits kystes dans les opérations qui nous restaient à faire, et on va voir que la difficulté n'en fut pas pour cela plus aisée à surmonter.

» Nous attaquâmes en second lieu la tumeur du côté interne du pied gauche, reposant contre la malléole interne et recouvrant les tendons qui la longent en arrière et en bas. Le procédé fut le même; seulement je multipliai les incisions intérieures pour détruire tous les kystes; et j'appliquai la compression. Ici le succès fut moins heureux; la bande se relâcha, et le sixième jour, comme il avait fallu renouveler l'appareil, je m'aperçus que plusieurs kystes m'avaient encore échappé, que le reste de la tumeur commençait à se remplir, et que la petite plaie n'était pas fermée. La crainte me vint qu'il ne se fût formé un abcès, attendu que quelques gouttes de pus apparaissaient dans cette plaie; mais en comprimant la tumeur, je ne pus rien faire sortir au dehors; la compression rétablie entraîna en quelques jours la cicatrisation de la plaie, sans remédier toutefois à la récidive de la tumeur; et dix jours après nous recommençâmes l'opération.

» Instruit cette fois par l'expérience, je dénonçai aux élèves et à plusieurs médecins qui me faisaient l'honneur de suivre ma clinique cette difficulté nouvelle et inouïe dans l'histoire des ganglions, que nous avions déjà rencontrée deux fois, que nous allions rencontrer encore. L'opération fut pratiquée à l'amphithéâtre : après la ponction et les quatre incisions en croix, je retirai l'instrument, et je fis constater aux personnes présentes qu'il restait une notable portion de la tumeur, encore intacte et résistante. Je reportai le bistouri, à travers l'incision, vers les points résistans; je les incisai, et, pour ainsi dire, je les sabrai en tous sens; puis le bistouri retiré, il resta de la résistance encore. Il fallut le réintroduire deux autres fois ; après quoi seulement nous pûmes croire que le but avait été atteint. La compression fut établie, et soutenue cette fois par un bandage dextriné; dix jours après, on l'enleva : la cicatrice était faite depuis longtemps, et la tumeur avait complètement disparu, sauf la légère saillie résultant de la présence des parois des kystes.

» Nous opérâmes de la même manière la tumeur du pied droit ; et j'étais décidé à poursuivre ainsi toutes les tumeurs les unes après les autres, lorsque M. Gerdy reprit son service. La malade sortit de l'hôpital, et je ne l'ai point revue; mais, jusqu'à sa sortie, il n'y avait pas eu le plus léger indice de récidive.

» Ces premiers résultats étaient de nature à nous encourager. Il se présenta fort à propos, dans le service, deux autres malades sur lesquels il y avait lieu d'essayer la même méthode. Cette fois, il ne s'agissait plus de ganglions, mais de ces tumeurs séreuses, auxquelles on a donné le nom d'*hygroma*, et qui siégent dans les bourses synoviales sous-cutanées, et de préférence dans celle de la rotule. On a conseillé aussi contre ces tumeurs une foule de procédés ; mais il n'est guère resté dans la pratique que l'incision, adoptée par la plupart des chirurgiens, et les injections iodées, pratiquées par M. Velpeau avec avantage. Les inconvéniens de l'incision sont bien connus : elle entraîne à sa suite une suppuration longue, une cicatrice difforme, et quelquefois elle n'empêche pas la tumeur de récidiver. Nous avions précisément sous les yeux un exemple de la longueur de ce traitement, dans la personne d'un jeune homme opéré par M. Gerdy d'un hygroma sus-rotulien, et dont la cicatrice n'était pas encore achevée après un mois de séjour à l'hôpital. Les injections de M. Velpeau seraient donc à tous égards préférables ; mais deux circonstances s'opposent à leur emploi : le troicart devant pénétrer par un coup sec et assez énergique, il est besoin que la tumeur soit assez volumineuse, pour que l'instrument s'arrête à temps et n'aille pas s'égarer dans les chairs ; et d'un autre côté la canule, étant nécessairement d'un calibre fort restreint, ne saurait livrer passage aux corpuscules fibro-cartilagineux qui occupent souvent l'intérieur du kyste ; dans ce dernier cas, M. Velpeau ne s'en fie pas même à l'incision simple, il en fait quatre, d'un pouce environ chacune : l'une au-dessus, l'autre au-dessous et une de chaque côté, le plus près possible de la circonférence du sac ; il fait suppurer ces incisions, et obtient ainsi une complète agglutination des parois du kyste, dans l'espace de trois semaines. Encore a-t-il vu un cas de récidive ; et il a soin de prévenir le lecteur des dangers qui peuvent accompagner une semblable opération, surtout près de la rotule.

» Or, le premier sujet qui se présenta à nous portait précisément un kyste sus-rotulien de près de quatre pouces de longueur sur deux pouces et demi de largeur, et faisant entendre un froissement bruyant qui accusait la présence de nombreux corpuscules cartilagineux. La jambe étendue, le kyste comprimé sur les côtés, j'enfonçai, à la partie la plus inférieure, un bistouri à lame très longue, porté à plat jusqu'à l'autre extrémité du diamètre longitudinal de la tumeur, et, plaçant la lame de champ, je fis sortir avec une grande facilité un liquide séreux, jaunâtre, dans lequel nageaient des centaines de petits corps blancs, durs, résistant à la pression, du volume d'un grain de millet à un grain de riz. Les quatre incisions sous-cutanées furent pratiquées ensuite à l'ordinaire, le bistouri retiré, une compression solide exercée à l'aide d'agaric, de compresses et d'une bande imbibée de dextrine, après avoir d'abord entouré toute la jambe d'un simple bandage roulé pour prévenir l'œdème ; et le douzième jour, quand nous levâmes tout cet appareil, l'agglutination des parois du kyste paraissait parfaite. Nous retînmes le malade encore quinze jours à l'hôpital, où il allait et venait à sa fantaisie, sans qu'il survînt le moindre gonflement ni la moindre menace de récidive.

» Dans l'autre cas, le succès fut moins complet ; et je pense qu'il faut l'attribuer à la précipitation avec laquelle on leva l'appareil. J'avais laissé, comme on l'a vu, la compression permanente durant dix à douze jours dans mes premiers essais ; cela me parut bien long : je voulus voir si la guérison ne pourrait pas s'obtenir plus vite. Voici quel fut le résultat.

Une domestique, âgée d'une vingtaine d'années, entra à la salle Sainte-Rose pour un hygroma sus-rotulien, du volume d'un œuf de pigeon, qui datait seulement de quelques semaines. Elle ne savait à quoi l'attribuer ; il était survenu sans inflammation aucune, et seulement il avait été précédé de quelques douleurs dans le mollet correspondant. La malade était d'ailleurs d'une constitution molle et lymphatique ; elle n'avait jamais joui d'une santé robuste, et avait eu une fluxion de poitrine et des douleurs d'estomac presque continuelles, depuis deux ans qu'elle habitait Paris.

A raison du peu d'ancienneté de la tumeur, je voulus essayer ce que produi-duirait la compression ; et pendant six jours, elle fut appliquée avec toutes les précautions requises. Après ce temps, la tumeur n'ayant point diminué, je pratiquai l'opération par le procédé qui a été décrit, et je mis l'appareil comme dans le cas précédent. Dans les premiers jours qui suivirent, la malade accusa des douleurs assez aiguës dans le genou et dans toute la jambe ; l'appétit diminua ; la langue devint sèche et pâteuse, et il y eut un petit mouvement de fièvre ; mais tout cela disparut dès le quatrième jour. Le septième, je pensai que la consolidation devait être opérée, et j'enlevai l'appareil. La plaie extérieure était cicatrisée, la tumeur parfaitement aplatie ; nulle douleur dans le lieu qu'elle avait occupé, mais des élancemens assez vifs vers le bord interne et inférieur de la rotule, sans rougeur à la peau. Je fis mettre un cataplasme ; il en résulta un léger empâtement du genou et des douleurs dans la jambe ; comme elles semblaient de nature purement nerveuse, je ne m'occupai que de l'empâtement, et fis rétablir la compression. Soit par hasard, soit par l'influence de cette compression, les douleurs cédèrent. Quatre jours après, la compression levée de nouveau, la malade put se promener dans les salles : la tumeur avait absolument disparu. Mais le lendemain à la visite, nous constatâmes un peu d'empâtement, et en cherchant à obtenir la fluctuation, on parvenait, quoiqu'à grande peine, à découvrir une petite couche de liquide qui ne semblait pas avoir plus d'une ligne d'épaisseur. Après deux jours de repos et de compression, cette couche avait disparu encore ; elle revint dès que la malade se mit à marcher, sans cependant acquérir plus de volume ; et c'était si peu de chose que la malade elle-même ne s'en apercevait pas. Elle était encore dans cet état quand je quittai le service, et quelques jours après on la renvoya de l'hôpital.

» Telles sont les circonstances dans lesquelles j'ai employé cette nouvelle méthode opératoire, et tels sont les résultats que j'ai obtenus. Ce qui doit frapper avant toutes choses, c'est sa simplicité et son innocuité ; il ne faut qu'un simple bistouri droit pour l'exécuter ; et dans les derniers cas, je ne cherchai pas même une lame plus étroite que celle des bistouris ordinaires ; l'incision externe n'a jamais que trois ou quatre lignes d'étendue ; et dans tous les cas la cicatrisation s'en est faite par première intention, hors un seul où il y eut quelques gouttes de pus sans communication avec l'intérieur. Les chirurgiens ont écrit que, dans les grandes incisions, les ablations de tumeurs, les amputations, la section de la peau est la plus douloureuse ; je pense que ces incisions sous-cutanées feront revenir sur cette opinion trop légèrement adoptée. En effet, les quatre mouvemens du bistouri en arc de cercle, dans le tissu cellulaire cependant et sans toucher à la peau, ont déterminé des douleurs aussi vives que j'en aie jamais vu résulter d'une incision de la peau ; je dirai plus : la ponction par laquelle le bistouri est tourné en avant et laboure la face interne du derme est moins douloureuse que les trois autres. Malgré ces douleurs, jamais il n'y a eu d'inflammation consécutive ; une seule fois on a vu un léger mouvement fébrile qu'il faut peut-être attribuer à l'état général de la malade. Quant aux résultats, les chirurgiens apprendront par mon exemple que, pour les assurer, il faut maintenir la compression au moins dix à douze jours. »

M. Velpeau n'a pas été aussi heureux que les chirurgiens précédens. Nous prenons acte de son insuccès en reproduisant les termes dans lesquels il le rapporte ; nous espérons y montrer plus tard les raisons qui ont fait échouer cet habile chirurgien.

« J'ai voulu, dit M. Velpeau, employer sur le malade que nous avons eu dans nos salles, les incisions sous-cutanées ; j'ai fait *une ponction oblique dans la tumeur* et j'ai incisé le sac qui contenait le liquide dans diverses directions ; mais nous n'avons pas été heureux dans cette circonstance ; car il est survenu un érysipèle, une angio-leucite, puis un phlegmon diffus, enfin un abcès, et le malade a été dans un grand danger. Mais cette observation est loin de pouvoir décider la question de la valeur des incisions sous-cutanées, car vous savez que dans beaucoup de circonstances les moindres opérations, comme les opérations les plus graves, peuvent être suivies des accidens les plus formidables sans qu'on puisse savoir pourquoi. »

J'ai fait une *ponction oblique dans la tumeur*, dit M. Velpeau ; toute la raison de son insuccès est là, ainsi que nous le montrerons en fixant prochainement les principes d'exécution de la méthode.

NOTE 4, page 36.

« MM. Lisfranc et Pinel-Grandchamp ont fait chacun de leur côté une importante application de la même méthode à la cure de tumeurs articulaires très considérables. M. Lisfranc sans succès ; mais aussi sans accidens ; M. Pinel-Grandchamp avec un succès remarquable. L'observation offre le plus grand intérêt. »

La tentative de M. Lisfranc n'a pas réussi parce que, comme M. Velpeau, il a fait une ponction sur la tumeur, et aussi parce que l'ouverture était trop grande. Quant à M. Pinel-Grandchamp, il a appliqué la méthode dans toute sa rigueur. Voici l'observation qu'il a bien voulu nous communiquer :

« Obs. — M. Clair, gendre de M. Sirhenry, coutelier, 35 ans, tempérament sanguin, constitution robuste, fut atteint, il y a six ou sept ans, d'un ganglion à la face dorsale du poignet gauche. Bornée d'abord à la partie moyenne de la face dorsale du métacarpe jusqu'à 27 millimètres environ au-dessus du ligament annulaire, la tumeur s'étendit ensuite jusqu'à la partie moyenne de l'avant-bras.

» Plus tard, un autre ganglion, ne communiquant pas avec le premier, se manifesta au-dessus de la base des doigts annulaire et auriculaire, et occupait dans cette partie l'étendue d'une pièce de 5 francs. On sentait manifestement en pressant cette tumeur le passage du liquide sous le ligament annulaire, et on le faisait facilement refluer, tantôt vers l'avant-bras, tantôt vers la main.

» Dans ce mouvement la synovie paraissait déplacer avec elle un grand nombre de petits corps que l'on crut être des hydatides. La tumeur, très volumi-

7

neuse en plusieurs endroits, offrait au niveau des tendons un kyste du volume d'un œuf de perdrix. Le toucher faisait reconnaître quelques cloisons dans diverses directions de la tumeur.

» M. Clair était fort incommodé par le volume de la tumeur, dans laquelle il ressentait quelquefois des douleurs vives au niveau de l'articulation radio-carpienne.

» Les mouvemens de flexion et d'extension du poignet et des doigts étaient devenus très difficiles dans les derniers temps, et toute occupation manuelle étant gênée ou impossible le malade alla consulter il y a quelques années M. Dupuytren qui ne fut pas d'avis de l'opérer.

» Il y a trois ans, M. Clair se trouvant à Lyon consulta le docteur Gensoul qui pratiqua avec crainte une ponction avec une aiguille à cataracte, et M. Clair engagea son chirurgien à l'agrandir au moyen du bistouri. Il sortit, avec la synovie, une grande quantité de petits corps arrondis comme gélatineux. La tumeur fut pressée dans tous les sens afin d'évacuer ce qu'elle contenait. Cette opération ne fut nullement douloureuse. Le malade quitta Lyon, fit le voyage de Paris et n'éprouva aucun accident. Depuis ce temps la tumeur ayant fait de nouveaux progrès, et le second kyste s'étant développé, M. Clair se trouva plus que jamais dans l'impossibilité de se servir de sa main.

» Il vint trouver le docteur Pinel-Grandchamp, le 22 juin 1839 ; celui-ci l'engagea à consulter plusieurs de ses confrères avant de lui pratiquer aucune opération.

» M. Blandin rejeta toute opération et conseilla au malade de ne rien faire.

» M. Velpeau émit l'opinion que toute espèce d'opération offrait des dangers.

» Le 10 juillet, M. Pinel, rejetant tout à fait l'incision des kystes dans toute leur longueur ou leur excision, se détermina à évacuer le liquide et les corps étrangers au moyen de deux ponctions pratiquées à chacun des kystes.

» De la synovie un peu épaisse s'écoula du plus petit ; le plus volumineux contenait un très grand nombre de petits corps semblables à ceux que M. Gensoul avait extraits. Les piqûres furent faites avec un bistouri étroit et en évitant le parallélisme des ouvertures de la peau et des kystes. Tout le liquide fut évacué, excepté celui contenu dans le petit kyste adhérent aux tendons.

» L'avant-bras du malade fut placé dans de l'eau de pavots tiède pendant le jour et la nuit ; puis on remplaça ces bains par des onctions d'axonge ; diète, repos.

» Le 16 juillet, M. Pinel fait l'ouverture du kyste adhérent aux tendons et contenu dans le kyste principal : il n'en sort que de la synovie. On continue le régime et les applications d'axonge. Aucun accident ne survint.

» Le 20, deux nouvelles ponctions sont pratiquées au grand kyste et au moyen qui s'étaient un peu remplis de synovie ; elle est évacuée, et il ne sort avec elle que quelques petits corps gélatineux.

» Le 23, aucune douleur n'étant survenue, on exerce une compression aussi exacte que possible au moyen de rondelles d'agaric et d'une plaque de plomb maintenue par une bande. Les mouvemens de la main et du poignet sont libres, le kyste principal offre encore une saillie assez prononcée au niveau du passage des tendons, sous le ligament annulaire dorsal du poignet. Le malade qui, depuis quatre ou cinq jours, a pris des alimens, n'éprouve ni douleur ni aucune trace d'inflammation.

» Depuis cette époque, la guérison ne s'est pas démentie. »

NOTE 5, page 36.

« M. Ricord a imaginé et appliqué avec succès un ingénieux procédé pour la ligature sous-cutanée des veines dans le traitement du varico-cèle. »

Voici la description du procédé de M. Ricord qui, tout préférable qu'il est aux procédés connus, ne réalise pas rigoureusement les conditions essentielles de la méthode, car il n'évite ni l'inflammation, ni la suppuration : celui que nous avons proposé nous paraît, du moins en ce qui concerne les varices, devoir répondre plus complètement au principe de la méthode. Mais faisons connaître le procédé de M. Ricord :

LIGATURE SOUS-CUTANÉE DES VEINES POUR LA CURE RADICALE DU VARICOCÈLE.

(Extrait de la GAZETTE DES HOPITAUX, n° 93, 1840, p. 367.)

Après avoir laissé le malade debout pendant quelque temps afin de rendre plus apparentes les veines variqueuses, on embrasse dans un pli de la peau tout le paquet veineux, en ayant soin de bien isoler le canal déférent qu'on laisse en arrière ; puis avec une aiguille droite portant un fil double dont l'extrémité libre forme une anse, on traverse le pli de la peau de manière à passer entre le canal déférent et les veines. Alors, abandonnant les veines à elles-mêmes, on introduit par l'ouverture de sortie de la première aiguille un fil préparé de la même manière que le premier, et on le fait sortir par la première ouverture d'entrée; mais cette fois, le fil doit passer en avant du paquet veineux, entre lui et la peau : de cette manière, le varicocèle est circonscrit en avant et en arrière par deux fils, n'ayant l'un et l'autre qu'une même ouverture d'entrée et de sortie. Ceci étant fait, on introduit le bout libre de chaque fil dans l'anse correspondante de l'extrémité voisine; de cette manière, le paquet vasculaire est embrassé par un nœud coulant qu'il n'y a plus qu'à serrer.

Pour opérer cette constriction, il suffit de tirer sur les fils en sens inverse. On engage alors leur portion libre dans un serre-nœud construit *ad hoc* par M. Charrière. C'est une espèce de fer à cheval, dont l'extrémité des branches est percée d'une ouverture par laquelle s'engage chaque fil qui, en suivant une gouttière pratiquée sur la convexité de l'instrument, vient se réunir par un nœud à celui du côté opposé sur un petit treuil placé au centre. —Nous ne reproduirons pas ici toutes les observations qui ont été recueillies à l'hôpital des Vénériens; nous nous contenterons de rapporter celle qui suit, que nous devons à l'obligeance de M. Hélot, interne du service. Elle suffira pour faire connaître la marche ordinaire du traitement par le procédé que nous indiquons.

Obs. — Couvreur, âgé de 20 ans, peintre en bâtimens, couché au n° 25 de la salle 7, est entré à l'hôpital le 3 janvier 1840, pour se faire opérer d'un varicocèle du côté gauche. Le malade s'est aperçu du développement de la tumeur dès l'âge de dix ans, et aujourd'hui elle est considérable; il demande à se faire guérir, autant, dit-il, pour éviter les douleurs que lui occasionne le poids de sa tumeur, que pour renoncer à l'usage du suspensoir, qui le fatigue beaucoup.

Le 8 janvier, on pratique la ligature du paquet vasculaire par le procédé que nous avons décrit; la constriction fut exercée de suite au moyen du serre-nœud. Le malade n'accusa qu'une douleur peu vive, qui cessa complètement quelques minutes après l'opération.

Le 10 janvier, il existe un peu de rougeur aux environs de la ligature; on la serre de nouveau.

Le 12, on commence à sentir les progrès de l'oblitération des veines; au-dessus et au-dessous de la ligature, ces vaisseaux forment des cordons noueux. Il s'échappe quelques gouttelettes de sérosité purulente par les ouvertures qui donnent passage à l'extrémité des deux fils. On serre encore la ligature par quelques tours de treuil.

Le 18, tension du scrotum, qui est chaud et forme une masse dure et assez résistante. Il n'y a pas, du reste, de réaction fébrile. On se contente de diminuer la quantité des alimens, et on fait appliquer un cataplasme émollient sur le scrotum.

Le 20, les symptômes inflammatoires ont cédé. On serre chaque jour la ligature.

Le 26, les fils sont mobiles ; on les retire. L'oblitération des veines paraît complète.

Le 28, la résolution commence déjà à s'établir dans le paquet vasculaire. Le malade demande sa sortie ; on la lui accorde.

Le 10 mars, la tumeur formée par les caillots qui oblitéraient le paquet veineux a beaucoup diminué ; le scrotum est revenu sur lui-même ; le jeune homme a beaucoup marché sans voir les vaisseaux s'engorger de nouveau.

Couvreur est encore revenu se faire visiter en juin dernier : la guérison est complète, il a renoncé à l'usage de son suspensoir, et n'éprouve, dit-il, ni douleur ni la moindre gêne.

Peut-être, lorsque nous aurons fait connaître les conditions qui doivent assurer le succès constant des opérations sous-cutanées, M. Ricord trouvera-t-il le moyen de mettre son procédé à l'abri de tout accident inflammatoire.

NOTES 6 et 7, page 36.

« On doit à M. Dufresse Chassaigne une heureuse tentative d'opération sous-cutanée, pour fixer les corps étrangers du genou. Cet essai, qui n'est, en quelque façon, que le préliminaire d'une application plus complète que je propose plus loin pour l'extraction des corps étrangers du genou, contraste singulièrement avec des opérations analogues pratiquées récemment suivant l'ancienne méthode. En proposant l'opération dont nous voulons parler, M. Dufresse a omis de la rapporter à son origine. Il nous saura gré, sans doute, en reproduisant son ingénieuse tentative, de réparer son oubli. »

NOUVELLE MÉTHODE POUR FIXER LES CORPS ÉTRANGERS MOBILES DANS L'ARTICU-
LATION DU GENOU; SUIVIE D'UNE OBSERVATION OÙ ELLE A ÉTÉ APPLIQUÉE AVEC
SUCCÈS.

(Extrait de la GAZETTE DES HOPITAUX, n° 99, 22 août 1840.)

Les corps étrangers dans l'articulation du genou ne sont heureusement pas très communs (1). On sait que c'est au célèbre A. Paré qu'est due la première observation de ce genre. On sait aussi qu'il eut le bonheur de guérir son malade au moyen de l'extraction. Depuis ce temps-là plusieurs observations du même genre ont été faites ; mais toutes les fois qu'on a été obligé d'ouvrir l'articulation pour en débarrasser les malades, cette opération n'a pas eu le même succès que celle d'A. Paré, et elle a même quelquefois été suivie d'accidens assez graves pour faire périr les opérés. Ainsi, le malade de Simpson (ESSAIES D'EDIMBOURG, t. IV, p. 374) ne fut guéri qu'au bout d'un an, et la cure fut traversée par une série d'accidens qui mirent plusieurs fois ses jours en danger. Boyer rapporte, dans son TRAITÉ DES MALADIES CHIRURGICALES (T. IV, p. 451 et suivantes), plusieurs autres observations dans lesquelles les opérés furent en danger de périr, malgré le traitement général énergique auquel on les soumit ; tels furent les opérés de Hewit, de Londres, et de Jord, de la même ville. Le malade opéré par Desault, en 1785, ne guérit qu'après avoir eu deux abcès, l'un à la partie moyenne de la jambe, et l'autre au milieu de la cuisse. Enfin, un autre malade dont parle Théden fut opéré à Breslaw et périt d'une fièvre maligne.

C'est donc à juste titre qu'on range cette affection parmi celles que les chirurgiens n'aiment pas à traiter : la raison en est facile à concevoir ; c'est que l'opération par laquelle on en débarrasse les malades, étant fort simple, si on les guérit ils n'en tiennent aucun compte, et s'il survient des accidens, ils en accusent la négligence ou l'inhabileté du chirurgien.

Cependant on ne connaît actuellement que l'opération comme véritable moyen curatif ; car personne n'oserait compter sur la compression pour fixer ces corps

---

(1) Nous avons cru devoir reproduire à chaque application de la méthode les considérations historiques et pratiques dont les auteurs ont fait précéder l'exposition de leur tentative. Ces citations se répètent, sans doute, en plusieurs points, mais elles ont pour résultat de montrer l'opinion unanime des auteurs pour reconnaître les dangers des anciennes méthodes et la nécessité de recourir à la méthode sous-cutanée, quel que soit le procédé qu'on emploie.

étrangers en un point où ils ne puissent pas nuire à la progression, soit qu'on l'employât d'après la méthode de Middleton, qui consiste à appliquer un emplâtre agglutinatif autour de la rotule et un bandage circulaire, soit qu'on se servît de la genouillère de Gooch, avec laquelle Boyer (*loc. cit.*, p. 444) dit avoir réussi après l'avoir fait porter un an à son malade.

Bien, comme je l'ai dit au commencement de cet article, qu'on ait rarement occasion de rencontrer des corps étrangers mobiles dans l'articulation du genou, je crois qu'il ne sera pas inutile de faire connaître une nouvelle méthode propre à fixer solidement ces corps en quelques jours, et sans faire courir aux malades le moindre danger.

Obs. — M. D., propriétaire des environs de Chartres, âgé de 35 ans, étant à Paris au mois de mai dernier, ressentit un matin une vive douleur dans le genou droit au moment où il voulut mettre sa jambe dans son pantalon; il tomba, et ne put se tenir debout : il se traîna alors sur son lit et me fit appeler.

Il n'était pas possible de songer à une fracture du col du fémur; car le membre n'en présentait aucun symptôme, et l'âge du malade n'était pas assez avancé pour cela. Je dirigeai donc mes recherches vers le genou dont le malade se plaignait, et en faisant exécuter à la jambe des mouvemens alternatifs de flexion et d'extension sur la cuisse, je parvins à découvrir à la partie interne du genou un corps étranger, dur, aplati et gros comme une aveline ou comme une fève de marais. La cause du mal étant reconnue, je dis à M. D., qu'en lui enlevant ce corps par une incision, on le guérirait certainement; mais que cette opération, quelque légère qu'elle parût, pouvait entraîner à sa suite des accidens fort graves. C'est alors que je lui proposai l'application de ma méthode, en lui assurant que si elle ne réussissait pas, elle ne causerait du moins aucun accident, et qu'il serait alors toujours temps de recourir à l'extraction. Ma proposition fut acceptée.

Depuis longtemps déjà, en pensant aux dangers qui accompagnent les plaies des articulations, j'avais songé à trouver un moyen de fixer avec certitude les corps étrangers mobiles dans ces cavités, et je m'étais arrêté aux deux méthodes suivantes :

La première consistait à saisir le corps étranger entre le pouce et l'index de la main gauche; puis à faire une incision qui n'intéressât que la peau et laissât la capsule intacte, pensant que celle-ci s'enflammerait dans le point où elle serait en contact avec le corps étranger et contracterait des adhérences avec lui ; mais je réfléchis bientôt que l'inflammation, une fois développée dans la capsule, pourrait bien ne pas se borner au point où je l'aurais voulu, mais se propager à toute sa surface et donner lieu à des accidens graves; aussi l'abandonnai-je pour pratiquer l'autre que je préfère.

Voici cette seconde méthode et la manière dont je la pratiquai sur M. D. : je plaçai la jambe et la cuisse dans l'extension sans raideur. J'amenai le corps étranger vers la partie interne et inférieure de la rotule; je le saisis entre le pouce et l'index de la main gauche et je plongeai avec l'autre main une fine aiguille à cataracte sous la peau; je déchirai la capsule tout autour du corps étranger, je retirai l'instrument et je maintins les parties dans les rapports où je les avais mises, avec une bandelette de diachylum étroite, que je serrai autour du corps recouvert de la peau; puis, j'appliquai un bandage roulé autour du membre, depuis le pied jusqu'au-dessous du genou ; je le plaçai dans l'extension, et l'y laissai pendant huit jours, au bout desquels je trouvai le corps adhérent dans le lieu où je l'avais placé.

Craignant que par des mouvemens les adhérences de nouvelle formation ne se déchirassent, j'engageai M. D. à garder le lit pendant huit jours; mais comme il ne souffrait pas il n'en fit rien, et les adhérences n'en ont pas moins persisté.

Cette méthode, comme on le voit, est excessivement simple et innocente; il est probable qu'après que l'aiguille a labouré les tissus sous-jacens à la peau, il se forme un léger épanchement de sang, bientôt suivi d'une sécrétion de lymphe plastique qui s'organise et devient la cause et le moyen des adhérences.

Si j'avais à recommencer l'opération, j'aimerais mieux fixer d'abord le corps avec la bandelette de diachylum avant d'enfoncer l'aiguille.

En opposition avec cet heureux résultat, faisons connaître une application moins heureuse de l'ancienne méthode ; nous indiquerons ensuite le procédé à l'aide duquel il nous semble qu'on pourrait obvier à ces graves accidens.

Nous empruntons à la GAZETTE DES HÔPITAUX l'article qu'on va lire, sur l'extraction d'un corps étranger de l'articulation du genou.

EXTRACTION D'UN CORPS ÉTRANGER DU GENOU ; MORT ; AUTOPSIE; par M. BÉGIN.

(Extrait de la GAZETTE DES HOPITAUX, n° 120, 10 octobre, et n° 127, 27 octobre 1840.)

M. Bégin a pratiqué, le lundi 5 octobre, l'extraction d'une concrétion fibro-cartilagineuse, développée dans l'articulation du genou. Voici le commémoratif et l'état actuel du sujet :

Le 13 septembre dernier, est entré à la salle 21, lit 24, le nommé Guigue, sapeur-pompier, âgé de 24 ans, doué d'une bonne constitution, et jouissant d'une parfaite santé. Cet homme porte un corps étranger dans l'articulation fémoro-tibiale droite, dont l'époque du développement est inconnue, puisque lorsqu'il s'est aperçu de son existence, il y a actuellement six mois, ce corps avait déjà, au dire du malade, le volume d'une petite noisette. Aucune violence extérieure ne peut être invoquée pour compliquer le développement de cette concrétion ; car le malade n'a pas fait de chute, n'a pas reçu de coup ; son articulation, en un mot, n'a essuyé aucune violence. Le développement progressif de ce corps a commencé à une certaine époque à déterminer. de la gêne dans la marche, et quelques douleurs, quelquefois instantanées et violentes, d'autres fois légères mais prolongées, et cela principalement après de longues courses, à la suite desquelles du liquide, au dire du malade, s'accumulait dans l'articulation, et en disparaissait par le repos.

Aujourd'hui, le corps occupe la partie interne de la rotule, et, tout autour du bord interne de cet os, parcourt toute la moitié gauche de l'articulation.

Il paraît avoir le volume d'un marron, mais ce sont là les dimensions qu'on lui suppute ; car, grossi par les tissus qui l'enveloppent, il présente à présent le volume d'un gros œuf de pigeon. Il ne s'engage pas sous le côté de la rotule ; mais inférieurement il s'insinue au-dessous du ligament rotulien inférieur et de la partie la plus déclive de cet os. Lorsqu'il occupe ce dernier point, le mouvement de flexion de la jambe est limité à l'angle droit, et ne peut être porté plus loin. Nous devons dire qu'il a une très grande tendance à se porter sur ce point, ce qui se comprend, vu sa déclivité ; mais ce qui pourrait également s'expliquer par suite de l'existence d'adhérences qui l'y entraînent. Lorsque le corps occupe la partie latérale de la rotule, le mouvement de flexion de la jambe est complet.

Voilà en deux mots le commémoratif de ce malade ; nous croyons devoir reproduire le résumé des considérations pathogéniques et chimiques dont M. Bégin a fait précéder l'opération.

Les corps étrangers des articulations, dit M. Bégin, sont des productions fort singulières, dont l'origine est obscure, la texture variable, et qui paraissent se développer spontanément d'ordinaire, car dans l'histoire des malades qui en sont affectés, on ne rencontre jamais un accident traumatique qui puisse être invoqué comme ayant présidé à leur formation. Quoi qu'il en soit, on n'a pas manqué d'invoquer le concours d'une cause extérieure pour expliquer ce développement, et on a pensé qu'elle consistait tantôt dans un froissement de l'articulation, tantôt dans une contusion suivie d'un épanchement sanguin, dont la partie séreuse simulait d'abord, en se séparant du cruor, une hydarthrose, et dont les principes concrescibles, prenant une texture, représentaient primitivement ces corps étrangers.

Après avoir démontré combien cette opinion est peu probante, puisque d'ordinaire le développement de ces corps est spontané, nous devons vous rappeler que Dupuytren les considérait comme des végétations sous-synoviales formées par une portion du tissu cellulaire graisseux sous-synovial qui avoisine en si grande quantité cette articulation; tissu cellulaire qui, se durcissant sur un point, formait une tumeur qui d'abord était peu proéminente du côté de l'articulation, mais qui devenait de plus en plus saillante, à cause de la résistance qu'elle rencontrait de la part des tissus extrà-articulaires pour se porter au dehors, et qui ensuite s'éloigne de plus en plus de la surface synoviale en s'engageant dans la cavité articulaire, de manière à ne plus adhérer à son ancien siége que par une longue bride, représentée par un pli synovial qui avait fini lui-même par ne plus exister, ainsi que cela s'observe dans les cas où ces corps étrangers sont libres. Ce qui semble confirmer l'explication donnée par Dupuytren, relativement au mode de développement de ces corps, c'est que lorsqu'ils sont entièrement libres, sans adhérence aucune, on trouve sur l'un des points de leur surface une cicatrice, sorte d'ombilic, qui paraît témoigner de l'existence passée des brides qui unissaient le corps à la surface de la synoviale.

La chirurgie a employé beaucoup de moyens contre les concrétions articulaires. On conseille de les abandonner quand elles ne sont pas douloureuses; mais alors on a cherché à les fixer au moyen de bandages appropriés: il suffit d'avoir assisté à un essai de ce genre pour être convaincu de l'insuffisance d'un tel moyen et de la presque impossibilité d'atteindre le but auquel on vise. La compression n'est pas plus efficace pour en provoquer la résorption. Il y a quelques mois que l'on a conseillé les ponctions sous-cutanées (scarifications), dans le but de provoquer l'adhérence du corps étranger à un point de l'articulation où sa présence est incapable de nuire aux mouvemens de cette articulation. On seconde, bien entendu, cette opération de tous les moyens capables de maintenir le corps sur le point où l'on veut le fixer. Le résultat que l'on peut espérer de cette opération ne vaut pas le danger très grave que l'on fait courir au malade mieux vaut, selon nous, une plaie articulaire franche, qui dispense de tourmenter l'articulation et qui débarrasse sûrement le malade de son infirmité.

L'opération sanglante est donc la meilleure marche à suivre ; mais cette opération n'est ni sans importance, ni sans danger. Pour vous faire comprendre combien les suites de cette opération peuvent devenir graves, nous vous dirons qu'un malade, qui était venu à l'Hôtel-Dieu consulter Dupuytren pour un de ces corps siégeant dans une des articulations du pied, en fut débarrassé en notre présence, séance tenante, et que la plaie ayant été un peu fatiguée parce que la concrétion qui n'avait pas été bien fixée s'était échappée, il survint des accidens arthritiques graves au point d'entraîner la mort. Nous connaissons un cas appartenant à un chirurgien que nous ne voulons pas nommer, dans lequel l'opération a été suivie d'une raideur du membre, sinon d'ankylose, après avoir fait courir à l'opéré les plus grands dangers. Il faut donc hésiter avant de se déterminer à l'opération, et la réserver exclusivement pour les cas où l'on a à craindre les progrès des accidens inflammatoires ou autres actuellement existans, et les effets de la chronicité du mal.

Lorsque l'on procède à l'opération, le premier soin que l'on ait à prendre est de bien fixer le corps afin qu'il ne s'échappe point ; ce qui obligerait de faire des manœuvres qui en retarderaient l'accomplissement, et de tourmenter la plaie, ce qui est fort dangereux. Dans le cas qui nous occupe, le corps étant à la partie interne de l'articulation, nous le fixerons en bas : ce serait une erreur de le fixer en haut ; car là, outre les tissus articulaires et la peau, on aurait à inciser les fibres du muscle vaste interne. Pour 'mieux fixer le corps, la peau sera fortement relevée de la partie interne de l'articulation vers sa partie antérieure ; manœuvre utile d'ailleurs, en ce sens qu'après l'opération, la peau, reprenant sa position naturelle, fait cesser le parallélisme entre son incision et celle de la membrane synoviale, d'où un obstacle à l'entrée de l'air dans l'articulation. Après l'incision de la peau nous porterons l'instrument tranchant jusque sur le corps étranger ; alors l'ouverture étant convenablement prolongée, si le corps est libre, il s'échappera au-dehors ; s'il adhère, il faudra détruire les brides qui le retiennent. Quelquefois ces corps sont rugueux, comme recouverts d'aspérités, et pour les extraire il faut les saisir avec des pinces à crochet, ou les faire sortir avec un petit levier.

Quand, après l'opération, l'écoulement du sang est tari, on procède au rapprochement des bords de la plaie et l'on condamne le membre au repos le plus absolu ; de plus, on a soin d'arroser de temps en temps d'eau fraîche les linges de l'appareil, pour prévenir autant que possible le développement des accidens inflammatoires. Si malgré cela ceux-ci arrivaient, il faudrait alors employer avec énergie la série des moyens antiphlogistiques et surtout les irrigations continues.

Obs. — Le militaire Guigue, couché au n° 24 de la salle 21 de blessés, qui portait un corps étranger développé dans l'articulation du genou droit, et dont nous avions annoncé l'opération, a succombé au dix-septième jour, à la suite des accidens inflammatoires qui ne tardèrent pas à se manifester. L'application la plus énergique et aussi la mieux dirigée, les moyens antiphlogistiques dictés par un chirurgien dont l'habileté ne saurait être un sujet de contestation, et qui a poussé la sollicitude auprès de ce militaire au point de lui faire trois ou quatre visites par jour, n'ont pu le soustraire à la mort, qui est arrivée après une série d'accidens qui sont la reproduction de ceux que nous avons observés chez les malades de M. Lisfranc, et dont on trouvera un exemple à la fin de cet article.

A l'autopsie, on a trouvé, comme chez les opérés du chirurgien de la Pitié, des clapiers purulens dans différens points de la cuisse, du genou et de la jambe. L'articulation du genou renfermait une quantité d'un pus noirâtre qui baignait les surfaces articulaires, dont les cartilages étaient presque totalement détruits.

En présence d'un fait aussi grave et aussi profondément utile pour ceux qui pourraient être ultérieurement appelés à répéter l'opération de M. Bégin, qu'il nous soit permis d'insister un instant sur quelques points de l'histoire des concrétions articulaires, et principalement sur l'extrême gravité que présente leur extraction, et les dangers qu'elle fait courir aux malades.

Avant d'aller plus loin, nous dirons que sur quatre opérations de ce genre que nous avons observées, une seule, qui le fut par M. Poirson, au Gros-Caillou, eut un succès heureux. Cette opération, du reste, n'a pas été pratiquée en notre présence, et ce militaire était totalement guéri lorsqu'il nous fut présenté par M. Poirson.

Laissant de côté toutes les conjectures, toutes les hypothèses établies relativement au mode de formation des concrétions articulaires, quelque plausibles qu'elles puissent être, quelque respectables que soient les noms des auteurs qui les ont émises, disons cependant que dans quelques cas au moins, les choses paraissent se passer ainsi que le pensait Dupuytren. Nous disons dans quelques cas; car il en est d'autres où la théorie de Dupuytren n'est point admissible. Ce qui nous fait croire que cette théorie est vraie pour quelques cas, c'est le peu de gravité que présente parfois l'opération que leur extraction nécessite, qui établit un contraste frappant avec les accidens inflammatoires formidables et souvent mortels qui arrivent dans d'autres cas. Lorsque dans deux faits qui sont en apparence identiques, des résultats trop disparates ont lieu, il faut admettre, en bonne logique, que les causes elles-mêmes, ou, si l'on aime mieux, les conditions au milieu desquelles ces faits se sont accomplis, ont aussi varié. Il faut alors rechercher en quoi les causes n'ont pas été les mêmes. Or, pas d'accidens graves d'un côté et la mort de l'autre, est une différence qui mérite, ce nous semble, une sérieuse attention. Quelque divergens que soient cependant ces résultats, ils sont incontestables, nous en avons les preuves, et la théorie de Dupuytren les concilie parfaitement. Des malades sont guéris sans accidens, d'autres sont morts. Il paraît donc que dans les différens cas où l'opération a été faite, les concrétions ont été extraites aux diverses époques de leur migration de l'extérieur de l'articulation vers son intérieur, et conséquemment la cavité articulaire n'a pas été ouverte dans tous les cas. C'est à cela, peut-être, qu'il faut attribuer la grande différence dans les résultats obtenus ; car une opération grave est toujours grave, en dépit des conditions favorables qui en allègent le danger dans quelques cas particuliers.

Dupuytren fait l'extraction d'un corps étranger développé dans une des articulations du pied, d'une importance secondaire eu égard à celle du genou, et le malade meurt. En 1835, M. Lisfranc (voir l'observation qui suit) extrait un corps étranger de l'articulation du genou, et le malade meurt. En 1838, M. Poirson fait, à l'hôpital du Gros-Caillou, l'extraction d'un corps étranger de l'articulation du genou, et le malade guérit sans le moindre accident. Et notons que ce chirurgien, s'éloignant un peu du manuel opératoire usité en pareille occurrence, se contente de faire une incision avec un rasoir, et extrait ensuite la concrétion. En 1839, M. Lisfranc (voir la GAZETTE DES HOPITAUX du 31 août), renouvelle l'opération au genou, et le malade meurt. En 1839, M. Arnott fait deux fois la même opération à l'hôpital de Middlesex, et les malades guérissent (voir la GAZETTE DES HOPITAUX du 16 avril 1839). Enfin, M. Bégin dit avoir fait cinq ou six fois la même opération avec un succès constant. Voilà des faits, analogues en apparence, qui se sont succédé en peu de temps, et dont les résultats sont bien différens.

Il paraît incontestable cependant que l'articulation a été ouverte dans quelques cas où la guérison a eu lieu ; cela est même certain pour les cas de M. Bégin et de M. Arnott, et la chose est d'autant plus croyable que les plaies articulaires pénétrantes peuvent, en définitive, être suivies de guérison. Mais les orages que plusieurs des opérés ont eu à traverser, joints à l'issue fâcheuse des cas indiqués, suffisent pour faire comprendre toute la gravité de l'opération qui nous occupe, et doivent engager les chirurgiens à ne la pratiquer qu'à leur corps défendant.

Nous n'insisterons pas plus longtemps sur ce point, qui était cependant celui sur lequel nous voulions nous arrêter un instant, car la gravité de cette opération n'est pas également comprise de tout le monde.

Disons cependant que M. Lisfranc, dans sa leçon clinique du mois d'août 1839, a cherché à en pénétrer ses élèves; M. Lisfranc dit avoir réussi chez trois ou quatre malades de la ville. On doit encore tenir compte à ce chirurgien d'avoir insisté sur la scrupuleuse attention qu'il faut prêter à la marche des choses, et attaquer sans hésitation, mais avec mesure, les phénomènes inflammatoires dès qu'ils font explosion. Jamais la série des moyens antiphlogistiques ne fut plus habilement employée, que ne le fit M. Lisfranc chez ses deux malades; ce qui ne les empêcha cependant pas de succomber. C'est qu'en vérité ces cas sont difficiles; ce sont d'ailleurs deux cas de plus à ajouter à celui de Hewit, aux deux que cite Samuel Cooper, aux quatre de Richerand. Nous devons ne pas oublier enfin celui de M. Roux, qui offre avec les précédens la plus grande analogie. Le voici.

Un jeune homme est entré cette année à la salle Sainte-Marthe pour une orchite; le jour où il allait sortir, il dit à M. Roux qu'étant, dans son enfance, tombé sur une bouteille avec le genou droit, un morceau de verre était resté logé dans les chairs, et que cela le gênait parfois. M. Roux l'engagea à s'en laisser faire l'extraction, qui fut pratiquée à l'amphithéâtre. Ce chirurgien s'aperçut trop tard que le corps pénétrait en partie dans l'articulation; l'issue de la synovie ne laissait aucun doute à cet égard. Le malade fut de nouveau transporté à la salle Sainte-Marthe; il ne tarda pas à être pris d'accidens inflammatoires qui résistèrent à une application de 60 sangsues; la suppuration devint bientôt tellement abondante, qu'au bout de dix jours il fallut se résoudre à pratiquer l'amputation de la cuisse. Le malade ne tarda pas à succomber. Y a-t-il à s'étonner après cela que Bell ait conseillé l'amputation comme étant préférable à l'extirpation de ces corps étrangers? C'est un parti extrême cependant auquel il faudrait bien réfléchir avant de l'adopter; mais nous n'hésitons pas à dire qu'il faudrait se hâter d'y recourir après l'extirpation du corps étranger, si les premiers moyens antiphlogistiques employés n'amenaient pas promptement une amélioration très marquée, si surtout on voit le dévoiement survenir ; c'est alors que tout est perdu si l'on diffère trop longtemps. Ainsi ont péri les deux malades que nous avons vu opérer.

En résumé, l'extirpation des corps étrangers articulaires est une opération excessivement grave ; lorsqu'elle n'a pas présenté cette gravité, il est probable que dans quelques cas, au moins, les corps étrangers étaient en dehors de la cavité articulaire, et que celle-ci n'a pas été ouverte. Quand l'opération est suivie d'accidens inflammatoires graves, après un premier emploi des antiphlogistiques, si ceux-ci ne produisent pas un mieux marqué, et surtout si le tube digestif menace de s'affecter, il faut recourir à l'amputation, que Bell recommande même de pratiquer tout d'abord.

Voici, en peu de mots, la première des observations de M. Lisfranc qui présente assez d'intérêt pour trouver sa place ici :

Le malade était un jeune homme très robuste, cocher de fiacre, autant que nous pouvons nous le rappeler ; il était couché au n° 14 de la salle Saint-Antoine. Le corps étranger, qui s'était développé sans cause extérieure bien manifeste, siégeait dans l'articulation du genou ; il était très mobile et disparaissait quelquefois sous la rotule. Espérant le faire disparaître par la compression, M. Lisfranc y avait soumis le malade.

L'opération fut pratiquée le 19 novembre 1835. Le corps étranger était comme cartilagineux et offrait le volume de la dernière phalange du petit doigt. L'articulation renfermait une quantité assez notable de sérosité. La plaie fut réunie par première intention ; le membre fut maintenu dans l'extension, position la plus favorable dans le cas où il se serait formé une ankylose.

Immédiatement après l'opération, on fit une saignée de quatre palettes ; 40 sangsues furent appliquées autour du genou ; cataplasme, repos et diète absolue.

Le 20 novembre. Figure injectée, pouls accéléré. Nouvelle saignée de trois palettes ; 100 sangsues au genou, dont 80 seulement ont pris, et que l'on a laissé couler pendant deux heures.

Le 21, le pouls est toujours développé ; saignée révulsive au bras, le matin, d'une palette : saignée conditionnelle pour le soir.

22. Le malade a dormi six heures cette nuit ; l'articulation est un peu tuméfiée. La saignée conditionnelle du soir a été pratiquée. Dans la nuit, le malade a saigné au nez. Nouvelle saignée d'une palette ce matin.

24. Le genou se détuméfie ; la réunion par première intention a manqué ; sortie

de deux cuillerées à bouche de pus. Nouvelle saignée révulsive d'une palette. Le malade qui n'a pris, jusqu'à ce jour, que du bouillon de poulet, commence à prendre du bouillon ordinaire.

25. On ne pratiquera plus de saignée, dit M. Lisfranc, quoique le malade conserve de la vigueur, pour ne pas l'exposer à la résorption du pus. Il n'y a que peu d'œdème, et il ne sort plus de pus qu'à la partie postérieure, pus qui ne vient pas de l'articulation. Quelques cuillerées de potage et bouillon de poulet.

28. Le malade est dans un état satisfaisant.

29. Il est parfaitement bien.

1er décembre. Un peu d'œdème autour de l'articulation. Il n'y aura pas d'ankylose. Nourriture pour prévenir la résorption en empêchant le malade de vivre de sa propre substance.

2. Le malade va assez bien, mais il est survenu du dévoiement. Potage au riz ; lavement laudanisé.

3. Le dévoiement diminue ; pas de fièvre. Prescription *ut suprà*.

5. Le dévoiement reprend son intensité ; mais sans coliques. Pas de diète, car on craint la résorprion. Même prescription.

6. Deux selles. Cataplasme de riz laudanisé ; à l'intérieur, une pinte de décoction de riz avec un gros de cachou.

8. Le dévoiement persiste. Riz-cachou ; un gros de thériaque. Pas d'accidens nouveaux du côté du genou.

9. Diminution du dévoiement ; deux selles dans les 24 heures. Mêmes prescriptions.

12. Toujours du dévoiement. Riz-cachou ; 2 gros de thériaque.

13. Un peu de mieux.

Du 14 au 16. Le dévoiement augmente ; les selles vont jusqu'au nombre de douze dans les 24 heures. Depuis hier, cependant, il n'y en a eu que six. Il y a eu de la fièvre, et tout fait craindre un commencement de résorption purulente. Trois grains de sulfate de quinine matin et soir, qui, selon M. Lisfranc, constipe.

19. Ouverture d'un abcès au côté interne et inférieur du genou. Le malade n'a plus que deux selles dans les 24 heures. On continue le sulfate de quinine à la même dose.

22. On ouvre encore un abcès, cette fois à la partie interne de la cuisse. C'est le troisième.

23. Il y a un peu de mieux depuis l'ouverture du dernier abcès ; deux selles. Sulfate de quinine.

24, 25 et 26. Même état.

27. Il est sorti ce matin beaucoup de pus qui paraît venir de l'intérieur de l'articulation.

Le malade succombe dans la nuit du 31 décembre au 1er janvier, à deux heures du matin.

K...

Nous avons rapporté à dessein dans tous ses détails l'histoire de cette malheureuse opération, afin de rendre plus légitime l'application de la méthode sous-cutanée que nous proposons de lui substituer. Voici comment il nous paraîtrait convenable de procéder en pareil cas.

Il importe d'abord de refouler et de fixer sur le point où on l'atteindra le plus facilement, le corps à extraire. On fait ensuite un large pli à la peau, qui amène le point par où doit pénétrer l'instrument, immédiatement en face de la saillie faite par le corps étranger. On incise directement les parties qui le recouvrent, on le détache de ses enveloppes et adhérences, puis on le saisit avec une pince à travers l'ouverture cutanée, et on en achève l'extraction. Cela fait, on abandonne le pli de la peau qui revient sur elle-même et éloigne ainsi l'ouverture extérieure du siége de l'opération principale. Il ne faut pas seulement expulser l'air qui a pu pénétrer, et que la plaie cutanée soit réunie immédiatement et maintenue fermée, à l'aide d'emplâtres agglutinatifs; mais il convient encore d'établir entre elle et le point qu'occupait le corps étranger, une compression qui prévienne toute communication avec l'air. Ajoutons surtout qu'il convient de placer, pour l'opération, l'articulation dans la position où l'espace intra-articulaire aura le moins d'amplitude : car nous croyons avoir démontré que, sous l'influence de certains mouvemens et de certaines positions des membres, les cavités articulaires offrent des ampliations temporaires de leurs espaces, lesquelles provoquent l'entrée de l'air dans l'articulation, en vertu d'un certain degré de succion ou d'aspiration : il est donc important d'avoir égard pour les opérations dont il s'agit aux positions des membres qui peuvent prévenir l'entrée de l'air et favoriser son expulsion quand il y a pénétré accidentellement.

NOTE 8, page 36.

« Enfin nous citerons, comme une conquête des plus satisfaisantes de la méthode, la cure des hydrocèles à l'aide des incisions sous-cutanées. M. Jobert qui a fait cette application s'est associé un des premiers à nos idées, avec la sagacité et la bonne foi qui le caractérisent. Il paraît être arrivé à d'autres résultats non moins heureux qu'il se propose de faire connaître lui-même. »

Voici l'article dans lequel M. Jobert a fait publier son procédé opératoire, et les premiers essais qu'il a tentés avec ce procédé.

NOUVEAU PROCÉDÉ POUR LA CURE RADICALE DE L'HYDROCÈLE.

(Extrait de la GAZETTE DES HOPITAUX, n° 88, 25 juillet 1840.)

L'attention des chirurgiens a été dirigée tout récemment, par les travaux de M. Jules Guérin, sur les opérations qui peuvent être pratiquées avec une parfaite innocuité, lorsqu'on a soin de ne pas permettre le contact de l'air sur les parties divisées ; autrement dit, lorsqu'à l'aide d'une simple ponction de la peau on pénètre au milieu des tissus que l'on divise largement, en ayant soin toujours de respecter l'enveloppe tégumentaire. La méthode sous-cutanée porte déjà ses fruits et promet encore de féconds résultats.

De nombreux faits démontrent la valeur de cette méthode dans le traitement des infirmités les plus compliquées, et constamment ou presque constamment après les opérations les plus graves en apparence, on demeure étonné de ne rencontrer aucun symptôme indiquant une réaction inflammatoire quelconque. Entre les mains de plusieurs chirurgiens, la méthode des incisions sous-cutanées reçoit de nouvelles applications qui peuvent être adoptées à cause de l'absence de danger que présentent les expériences.

Déjà, dans ce journal, on a décrit un procédé né de cette méthode, et qui a été mis en usage par M. Velpeau, pour obtenir la cure radicale des hernies.

Aujourd'hui nous signalons une innovation heureuse introduite par M. Jobert dans le traitement de l'hydrocèle. Ce procédé, tel qu'il est exécuté par le chirurgien de Saint-Louis, nous paraît offrir de grands avantages : nous en parlerons; mais avant tout nous allons le décrire, en donnant l'observation d'un des malades qui a été opéré et guéri par la nouvelle méthode.

Obs. — Le malade, qui fait le sujet de cette observation, est entré à l'hôpital Saint-Louis le 22 juin 1840. Il a toujours joui d'une bonne santé; sa constitution est bonne; son tempérament est sanguin ; il se nomme Jean-Frédéric Leydel, et il est âgé de 50 ans. Il porte une tumeur des bourses siégeant à droite, et présentant tous les caractères les plus tranchés d'une hydrocèle simple. Le malade croit que cette affection s'est développée à la suite d'une contusion violente du testicule, contusion qui daterait de deux ans.

Ce malade était dans d'excellentes conditions; M. Jobert se décida à l'opérer le 22 juin, et voici comment il s'y prit : sur la partie antérieure et moyenne de la tumeur, le chirurgien plongea perpendiculairement la pointe d'un bistouri droit à lame longue et effilée, présentant une largeur de 4 ou 5 millimètres ; l'instrument était tenu de façon que le tranchant regardait en dedans et le dos en dehors. Quand la tunique vaginale fut percée, ce dont il s'aperçut facilement en voyant sortir quelques gouttes de sérosité, M. Jobert abaissa le manche de l'instrument de telle sorte que la pointe fût dirigée à peu près dans le sens du cordon testiculaire, et quand il eut atteint avec l'extrémité du bistouri le sommet de la tumeur, alors il fit exécuter à la lame une demi-rotation qui ramena le tranchant en avant, comme si la peau devait être incisée. Ceci fait, le chirurgien, en retirant son bistouri en dehors, incisa d'arrière en avant et de haut en bas, avec la pointe du bistouri, la tunique vaginale depuis son sommet jusqu'au point où elle avait été ponctionnée avec la peau. Pendant que ce temps s'exécutait, les assistans purent entendre distinctement le craquement que produisait la section de la tunique vaginale. Quand le bistouri fut retiré complètement, l'opérateur immédiatement le replongea par la ponction première, et le dirigea en bas jusqu'à la partie la plus déclive; et procédant comme en haut, à cela près qu'il agissait de bas en haut, il incisa de même toute la partie inférieure de la tunique. Alors, par la petite ponction tout le liquide fut évacué, et un emplâtre de diachylum fut appliqué sur la plaie.

M. Jobert fit mettre sur les bourses des compresses imbibées d'une forte solution de sel ammoniac.

Le malade avait à peine souffert pendant l'opération; seulement, lorsqu'on incisait la séreuse vaginale, il manifestait d'une manière intermittente quelques douleurs, mais très légères et locales, et dès le moment que l'opération fut terminée, elles cessèrent pour ne jamais reparaître.

Le lendemain de l'opération, aucun accident n'était survenu; on sentait avec le doigt sur le scrotum, à peine tuméfié, une petite dépression longitudinale indiquant le point où la tunique avait été divisée.

Le 25, le testicule avait son volume presque normal et était tout à fait indolore.

Le 1er juillet, le malade était dans un état parfait, c'est-à-dire qu'il n'était pas possible de constater la moindre différence entre les deux testicules.

Le 11 juillet, cet homme put partir; on l'avait conservé quelques jours dans la crainte qu'il ne survînt une récidive.

Voilà donc une méthode qui, outre qu'elle réussit promptement, ne détermine que très peu de douleur, et seulement pendant l'opération. Les accidens consécutifs sont nuls; il n'y a pas même de réaction locale sensible. Quant au manuel opératoire, il est facile : le chirurgien suit de l'œil la pointe de l'instrument, et tandis qu'il s'assure que la peau n'est pas divisée, son oreille lui indique si la tunique vaginale est coupée.

Jusqu'à ce jour, les faits observés dans la pratique de M. Jobert semblent très favorables à cette méthode; un malade nouveau a été opéré il y a peu de jours, et son état est très satisfaisant. Dans ce cas, le chirurgien a fait en outre de l'incision longitudinale une incision transversale, ce qui peut-être donnera encore plus de certitude de réussir.

Quelques objections, dit l'auteur de l'article, pourront être faites sur la valeur de ce procédé; mais nous sommes loin de le prôner d'une manière exclusive; nous admettons volontiers que de nouvelles expériences doivent être faites avant de se prononcer définitivement. Ce que nous constatons seulement, c'est que le petit nombre d'observations que nous possédons sur ce sujet paraît devoir faire juger la méthode d'une manière favorable; et, ce qui est précieux surtout, c'est qu'en aucune façon son usage ne compromet la santé des malades.

NOTE 9, pages 36 et 37.

« Je pourrais rapprocher des indications qui précèdent une première tentative de M. le professeur Velpeau, pour réaliser mes vues à l'égard de la cure radicale des hernies. Cet essai n'ayant pas réussi, il reste tout entier à renouveler. »

Nous empruntons à la GAZETTE DES HÔPITAUX (n° 84, 1840) la description du procédé opératoire de M. Velpeau.

NOUVEAU PROCÉDÉ OPÉRATOIRE POUR LA CURE RADICALE DES HERNIES.

L'inefficacité reconnue de nos moyens de traitement a engagé M. Velpeau à tâcher d'en découvrir un plus satisfaisant. Confirmé de plus en plus dans cette opinion par lui conçue et émise il y a longtemps, que de tous les procédés mis jusqu'ici en usage, celui des scarifications serait le meilleur si on pouvait le rendre exempt des difficultés et des dangers de l'incision et de l'excision qui s'y rattachent ; éclairé par les utiles travaux de M. Jules Guérin, qui ont de nos jours fait valoir les résultats si promptement avantageux des plaies sous-cutanées, M. Velpeau pensa que pratiquer les scarifications à l'intérieur du sac herniaire et du canal inguinal au moyen d'une incision extérieure si petite qu'elle ne permît que l'introduction d'un instrument très fin, serait offrir à cette méthode toutes les ressources possibles pour un complet succès.

Résolu à en faire l'expérimentation, qui était d'ailleurs à l'abri de tout danger autant que nul autre moyen, voici comment M. Velpeau y a procédé ces jours derniers pour la première fois. Le malade étant couché sur le dos, et les intestins refoulés facilement du canal inguinal dans l'abdomen, le chirurgien a insinué son doigt indicateur dans l'ouverture libre du canal, et l'y ayant fait pénétrer le plus possible, à défaut d'instrument plus commode pour maintenir l'écartement de ses parois, il s'est servi d'une spatule qui a été poussée par un aide au même point d'introduction que son doigt, puis basculée en haut et en dehors, tandis que le doigt retenait en arrière et en dedans le cordon testiculaire sur la paroi correspondante du canal ; ayant passé la pointe d'un instrument en fer de lance dans l'angle d'ouverture formé par la spatule et le doigt, une véritable ponction a fait pénétrer le tranchant dans la cavité du péritoine, au milieu du canal inguinal. Les scarifications ayant été faites en dedans sur la paroi antérieure ou supérieure et externe, jusqu'à l'orifice intérieur du canal inguinal, l'instrument a été retiré par la petite incision cutanée, sans qu'il en résultât, comme d'habitude, le moindre écoulement de sang.

Là se borne ce procédé opératoire qui, comme on le voit, est extrêmement simple et facile ; comme moyen auxiliaire pouvant encore mieux faciliter et garantir la guérison, M. Velpeau a fait faire l'application momentanée d'un bandage qui empêche les viscères de retomber dans le canal, et il a été heureux que M. Fournier ait bien voulu mettre à sa disposition un de ses appareils, les plus sûrs et les plus commodes qui existent, pour exercer sur l'anneau intérieur u canal la compression qui était nécessaire dans ce cas, essentiellement sur ce point.

Inutile de dire qu'aucune espèce d'accidens n'a suivi l'opération ; le malade est comme s'il ne l'avait pas subie, et comme s'il portait un simple bandage.

L.....E.

Le rédacteur des leçons de M. Velpeau a sans doute rendu inexactement les paroles du professeur, en lui attribuant une méthode qu'il n'a fait qu'appliquer. Cette méthode, en effet, se trouve explicitement indiquée dans mon mémoire sur les PLAIES SOUS-CUTANÉES, pag. 71 et 72. Quoi qu'il en soit, l'habile chirurgien de la Charité a échoué dans sa tentative; mais l'application qu'il a essayée peut être tentée de nouveau avec succès, en modifiant le procédé opératoire. Le résultat qu'on doit chercher à obtenir est de produire non seulement l'oblitération du sac, mais encore celle du canal, au moins dans la limite de son excès d'amplitude. Pour cela, il convient, non seulement de faire des scarifications à l'intérieur du sac, mais d'inciser ses parois dans toute leur épaisseur jusqu'au canal inguinal. En portant les scarifications jusqu'à ce dernier, on parviendra à provoquer des adhérences entre le sac herniaire et lui, et l'on arrivera ainsi à empêcher le retour de la hernie.

NOTE ADDITIONNELLE SUR UN NOUVEAU PROCÉDÉ POUR DÉLOGER LES CORPS ÉTRANGERS DES ARTICULATIONS; APPLICATION DE LA MÉTHODE DES INCISIONS SOUS-CUTANÉES; par M. GOYRAND (d'Aix).

(Extrait des ANNALES DE LA CHIRURGIE FRANÇAISE ET ÉTRANGÈRE, n. 1, pag. 63.)

Au moment où l'impression des notes de ce travail se termine, nous lisons, dans le 1er numéro des ANNALES DE LA CHIRURGIE FRANÇAISE ET ÉTRANGÈRE, un mémoire de M. Goyrand (d'Aix), relatif à une application des plus heureuses de la méthode sous-cutanée à l'extraction des corps étrangers articulaires. Cette application, nous le reconnaissons avec empressement, réalise en grande partie nos espérances et répond rigoureusement aux principes de la méthode. L'ingénieux procédé imaginé par M. Goyrand diffère cependant à plusieurs égards de celui que nous proposons nous-même (pag. 113). Celui de M. Goyrand a déjà un grand avantage sur le nôtre ; il a été appliqué et il a réussi : nous pensons que le nôtre réussirait également. Notons cependant que notre habile confrère d'Aix ajouterait un nouveau degré de sécurité à son procédé en donnant à l'articulation , pendant et après l'opération , une position résultant du principe que nous avons posé, concernant l'ampliation des cavités articulaires, et l'influence de cette ampliation sur l'introduction de l'air.

Voici l'article de M. Goyrand :

La généralisation de la méthode des incisions sous-cutanées est un immense progrès chirurgical. Chaque jour on pourra faire des applications nouvelles de cette méthode : elle rend exemptes de tout danger des opérations qui, pratiquées à découvert, sont très graves et souvent mortelles.

Les corps étrangers articulaires rendent les mouvemens douloureux et constituent une infirmité fâcheuse, quand surtout ils existent dans le genou. Fallait-il les extraire ?... On connaît la gravité des plaies pénétrantes des articulations. D'ailleurs, consultez les auteurs sur les suites de l'extraction de ces corps. Combien de fois cette opération n'a-t-elle pas entraîné les accidens les plus redoutables ! Richerand l'a pratiquée douze fois ; quatre de ses malades sont morts, et parmi ceux qui ont guéri, il en est un, une jeune fille, qui a couru les plus grands dangers. Dupuytren veut extraire un corps étranger de l'articulation tibio-tarsienne, la plaie est un peu fatiguée, parce que la concrétion n'a pas été bien fixée par les doigts du chirurgien ; il survient une arthrite mortelle (1). Au mois de novembre 1835, M. Lisfranc extrait un corps étranger du genou d'un jeune homme plein de vigueur ; le malade succombe. En 1839, le même chirurgien pratique de nouveau cette opération ; même résultat (2). Au mois de mai 1839 se présente, à l'Hôtel-Dieu de Nantes, un homme de 35 ans, qui porte dans le genou droit un corps étranger très mobile. Ce corps est extrait avec facilité ; peu de jours après,

---

(1) Bégin, Leçons orales au Val-de-Grace, 5 octobre 1840.

(2) Gazette des Hopitaux, 31 août 1839, et 27 octobre 1840,

le malade meurt (1). M. Roux pratique la même opération au genou droit d'un jeune homme, qui avait été admis dans son service, à l'Hôtel-Dieu, pour une orchite ; il survient une arthrite violente, puis une suppuration excessive, qui nécessite l'amputation de la cuisse ; le malade succombe bientôt après. Enfin, cette opération, pratiquée le 5 octobre 1840, au Val-de-Grâce, par M. Bégin, est encore suivie de la mort (2).

Voilà un grand nombre de cas où l'extraction des corps étrangers articulaires a entraîné la mort. En général, on publie plus volontiers les succès que les revers ; cependant, je crois qu'on chercherait vainement, ·dans les recueils périodiques de ces dernières années, un pareil nombre de cas où cette opération ait eu un résultat heureux. Quand, après l'opération, la synoviale s'enflamme, si le malade est assez heureux pour conserver la vie, ce qui est malheureusement fort rare, l'articulation s'ankylose (Richerand, Kirby, Ph. Boyer).

On conçoit qu'en présence de tels dangers, les chirurgiens aient hésité : aussi a-t-on cherché à éviter l'opération, en plaçant le corps étranger dans des conditions qui le rendent moins gênant. Dans ce but, les uns ont refoulé ce corps dans un cul-de-sac de la synoviale éloigné de l'interligne articulaire, et l'ont fixé dans ce point au moyen d'un bandage compressif, d'un bas lacé ou d'une genouillère, espérant qu'il finirait par y contracter des adhérences (Gooch, Middleton, Hey, Boyer). D'autres ont conseillé de déterminer l'ankylose du genou par une longue immobilité. B. Bell croit l'extraction de ces corps si dangereuse que, dans les cas où ils sont adhérens, et où, par conséquent, leur extraction pourrait présenter des difficultés, nécessiter quelques recherches, entraîner des tâtonnemens, il conseille l'amputation du membre (3)

Mais les progrès récens de la chirurgie nous ont ouvert de nouvelles voies. L'innocuité, si bien démontrée par M. Jules Guérin, des plaies sous-cutanées, alors même qu'elles pénétrent dans les articles, m'a donné l'idée d'une opération nouvelle, qui guérira cette infirmité sans exposer au moindre danger. Cette opération est décrite avec beaucoup de détails dans l'observation qu'on va lire.

---

(1) Journal de la section de médecine de la société académique de la Loire-Inférieure , 67e livraison.

(2) Gazette des hopitaux, 27 octobre 1840.

(3) Cours complet de chirurgie, traduit par Bosquillon, t. v, p. 282.

CORPS ÉTRANGERS DÉLOGÉS DU GENOU PAR UNE INCISION SOUS-CUTANÉE ; SUCCÈS COMPLET.

Obs. — J.-B. A., âgé de 24 ans, vint à l'hôpital d'Aix le 14 septembre. Il avait dans le genou droit un corps étranger qui le gênait beaucoup, et lui causait souvent de vives douleurs. Cette concrétion, grosse à-peu-près comme une amande, était libre dans la synoviale. La première fois que nous examinâmes le malade, le corps étranger était au côté externe de l'articulation. Nous le poussâmes au-dessus de la rotule, puis au côté interne de cet os; puis enfin sous le ligament rotulien; là, nous le perdîmes de vue.

Quand le corps étranger se cachait ainsi entre les surfaces articulaires, il occasionait de la douleur, du gonflement au genou. Le malade le faisait ordinairement reparaître, en marchant sur un pavé inégal.

Le 15, le corps étranger avait reparu dans la partie extérieure de la synoviale; le genou était un peu tuméfié, douloureux. Repos; cataplasmes. Le jour suivant, l'articulation était revenue à son état normal.

A. désirait vivement être délivré de son infirmité. Autrefois, je n'aurais pas consenti à l'opérer, parce que je ne crois pas qu'un chirurgien doive pratiquer une opération dangereuse pour guérir une simple infirmité; mais j'eus l'idée de faire à ce cas une application nouvelle de la méthode des incisions sous-cutanées. Je pensai à extraire ce corps étranger en deux temps. Dans le premier, j'inciserais la synoviale et les tissus fibreux et musculaire qui la recouvrent, sur le corps étranger, et, à travers cette incision, je ferais passer le corps dans le tissu cellulaire sous-cutané. Dans le second temps, pratiqué dix ou douze jours après, quand l'incision sous-cutanée serait solidement cicatrisée, j'extrairais le corps étranger par une simple boutonnière. Cette idée me sourit; je voulus cependant y réfléchir quelques jours.

Ces concrétions abandonnées dans les tissus organisés n'allaient-elles pas y faire naître immédiatement une inflammation suppurative, qui pourrait se propager à l'articulation? Je pensai que non; ces corps n'étaient ni bien gros, ni bien pesans, ni hérissés d'aspérités; leur texture avait beaucoup d'analogie avec celle des tissus vivans, et l'air n'arriverait pas dans le lieu qu'ils occuperaient. Ces différentes circonstances me semblaient devoir mettre à l'abri d'une inflammation suppurative.

Dans quel point devais-je attaquer l'articulation ? La concrétion pouvait être poussée dans tous les points de la cavité articulaire. Aux deux côtés du genou, sur l'interligne articulaire ou tout près de cette interligne, elle n'était recouverte que par la peau, une couche fibreuse et la synoviale ; mais là, je n'aurais pas pu la fixer solidement. Je me décidai à la refouler à la partie supérieure de la synoviale, dans le cul-de-sac que forme à cet endroit la réflexion de la séreuse articulaire; mais encore dans quel point de ce cul-de-sac? Là l'incision était faite à travers le muscle droit antérieur de la cuisse, ses bords ne s'écarteraient pas assez pour laisser passer le corps étranger. En dedans de ce muscle, le cul-de-sac de la synoviale s'éloigne bien moins de l'interligne articulaire qu'en dehors. Mieux valait pratiquer l'incision sous-cutanée à travers le vaste externe. Dans ce point, le corps étranger était facilement fixé par les doigts; l'incision longitudinale diviserait obliquement les fibres musculaires, qui s'écarteraient pour laisser passer la concrétion.

Je pris un bistouri dont la lame, longue de 7 centimètres, n'avait que 4 millimètres de largeur à sa base, et se terminait par une pointe aiguë. Cette lame était solide et fixée sur le manche par un ressort. J'opérai, le 22 septembre, de la manière suivante :

Le malade était au lit; je me plaçai à sa gauche. Je refoulai le corps étranger dans la partie externe du cul-de-sac supérieur de la synoviale, où je le fixai, à 4 centimètres au-dessus de la rotule, en continuant de le presser de bas en haut, avec le pouce et l'index gauches. Je fis ensuite soulever, par un aide, la peau de la cuisse, au-dessus du corps étranger, en un large pli transversal ; j'amenai ainsi vers ce corps une portion de peau fort éloignée. Je plongeai mon bistouri de haut en bas, à la base de ce pli, et dirigeant sa pointe vers le corps étranger, j'incisai sous la peau, parallèlement à l'axe du membre, tous les tissus qui recouvraient ce corps. Dans ce temps de l'opération, je reconnus que le corps étranger avait la consistance d'un os. Je dus revenir à trois reprises sur les tissus pour les diviser, et je sentis ensuite la concrétion fuir sous mes doigts qui la pressaient; elle était sortie de l'articulation. Je retirai alors mon bistouri, et l'aide laissa aller le pli de la peau. Quelques gouttes de sang mêlées de bulles d'air sortirent par la piqûre de la peau, qui remonta à 8 centimètres au-dessus du point où j'avais incisé la synoviale. Quelques bulles d'air restèrent dans le tissu cellulaire sous-cutané, au-dessous de la piqûre.

Le corps étranger n'était pas arrivé sous la peau, comme je l'aurais désiré, mais s'était glissé entre les portions moyenne et externe du triceps. Je le laissai à 6 ou 7 centimètres au-dessus de l'incision de la synoviale.

La piqûre n'avait pas 4 millimètres d'étendue. Je la couvris d'un petit emplâtre de diachylon. Des compresses épaisses furent fixées, par une bande circulaire, sur le point où le muscle triceps, l'aponévrose et la synoviale avaient été incisés dans le double but de comprimer la blessure sous-cutanée et d'empêcher la rétrocession du corps étranger qui était au-dessus.

Malgré nos conseils, A. sortit trois fois de son lit le jour de l'opération; cependant il ne survint pas le plus léger accident. La piqûre de la peau se cicatrisa en vingt-quatre heures. Les liquides plastiques qui remplirent l'écartement des bords de l'incision sous-cutanée y formèrent une petite tumeur qui n'était, au reste, nullement douloureuse. Il ne survint dans l'articulation ni douleur ni gêne.

J'enlevai le bandage compressif le sixième jour, et je trouvai alors, dans l'articulation, un autre corps étranger du volume d'un pois, mobile comme le premier. Deux jours plus tard, il s'en présenta un troisième, de la même grosseur à-peu-près que celui que j'avais délogé. Ce dernier se cacha bientôt entre les surfaces articulaires, et fut plusieurs jours sans reparaître. Le 8 octobre il se montra de nouveau; le malade les fixa tous les deux au côté externe de l'articulation, en attendant l'heure de ma visite. Pendant que j'examinais les deux concrétions, la petite fuit sous mes doigts et se cacha sous la rotule. La grosse paraissait dure; la sensation qu'elle donnait par le frottement contre les surfaces osseuses me fit penser que sa surface n'était pas très polie. J'aurais désiré les déloger toutes les deux par la même incision; mais, craignant que la grosse ne se cachât encore, je pris le parti de la déloger immédiatement, et de laisser l'autre, qui était trop petite pour occasioner une gêne notable.

La synoviale, irritée par le corps étranger qui était resté plusieurs jours caché entre les surfaces osseuses, contenait une quantité notable de synovie épanchée. Il eût peut-être convenu de n'opérer, comme la première fois, qu'après que toute irritation se serait dissipée; mais l'incision sous-cutanée me semblait si inoffensive, que je ne craignis pas de la pratiquer malgré cette circonstance. Je prévoyais que l'incision de la synoviale donnerait issue au liquide, qui s'infiltrerait dans le tissu cellulaire, et dont je ne retrouverais plus aucune trace le lendemain de l'opération.

SECONDE OPÉRATION (le 8 octobre). — Je fixai le corps étranger dans le cul-de-sac supérieur de la synoviale, un peu plus près de la ligne médiane que le premier; mais toujours en dehors du muscle droit. La peau fut soulevée transversalement, comme pour la première opération. J'incisai, d'un seul coup de bistouri, l'aponévrosé, le muscle triceps et la synoviale, de bas en haut. J'eus soin, en retirant l'instrument, d'inciser assez largement le triceps et l'aponévrose, pensant que de cette manière le corps étranger arriverait sous la peau. Dès que les tissus profonds furent divisés, ce corps glissa sous mes doigts, et, longeant la lame du bistouri, passa dans le tissu cellulaire sous-aponévrotique. La couche cellulo-adipeuse sous-cutanée était très mince chez A., et le corps étranger déplacé était situé trés superficiellement. Je le poussai en haut jusqu'à 7 ou 8 centimètres au-dessus de l'ouverture de la synoviale, et je le laissai là, au côté externe de la piqûre de la peau. Cette piqûre fut couverte d'un emplâtre de diachylon. Une compression fut exercée sur la plaie sous-cutanée, et j'ordonnai le repos parfait au lit. Les suites de cette opération furent aussi simples et aussi heureuses que celles de la première. Le lendemain, la piqûre de la peau était guérie; l'épanchement synovial s'était entièrement dissipé. Le surlendemain, A. se promenait dans tout l'hôpital sans éprouver la plus légère douleur. La petite concrétion que j'avais laissée dans le genou ne le gênait pas du tout.

Onze jours se passent ainsi. Les corps étrangers que j'ai fait passer de l'articulation dans l'épaisseur des tissus de la cuisse ne causent ni gêne ni douleur; si je les abandonne, ils doivent s'enkyster. Le premier de ces corps est, depuis un mois, dans sa nouvelle place; son kyste doit être déjà formé. A. pouvait dès-lors être considéré comme guéri; mais je voulus exécuter l'opération comme je l'avais d'abord conçue. Je me mis donc en devoir, le 19 octobre, d'extraire le corps étranger que j'avais fait arriver sous l'aponévrose, celui que j'avais délogé en dernier lieu. Le tenant fixé avec deux doigts de la main gauche, je le mis à découvert par une incision de 35 millimètres, comprenant la peau et l'aponévrose, et le dégageai en le saisissant avec une pince à dissection. Ce corps était serré de toutes parts et paraissait déjà enkysté. Evidemment, ce second temps de l'opération était inutile. Je ne voulus pas extraire la concrétion qui était sous le muscle vaste externe; c'eût été compliquer inutilement mon opération.

La concrétion que j'ai extraite était d'une forme irrégulière, longue de 22 millimètres, large de 18 , sa plus grande épaisseur était de 11 millimètres. Une de ses faces, lisse, régulière et très légèrement convexe, était cartilagineuse; l'autre, irrégulière et bosselée, était osseuse. Je sciai ce corps: il avait l'aspect, la dureté, la densité de l'ivoire, et était recouvert, du côté de sa face lisse, d'une couche cartilagineuse régulière, ayant l'aspect d'un cartilage diarthrodial, et près de 2 millimètres d'épaisseur. Ce corps était placé dans le tissu cellulaire, la face cartilagineuse tournée vers l'aponévrose, la face éburnée et irrégulière en dessous, la petite extrémité en haut; c'est la position dans laquelle il était sorti de la synoviale.

Les bords de l'incision furent exactement rapprochés, et je recommandai au malade de rester au lit. Cependant la plaie a suppuré. Le 3 novembre, il a fallu inciser une cicatrice déjà avancée pour donner issue à du pus qui était retenu sous l'aponévrose. Aujourd'hui, 14 novembre, la plaie n'est pas encore entièrement cicatrisée. L'articulation est toujours restée étrangère au travail phlegmasique qui s'est accompli dans l'incision.

L'extraction des corps étrangers délogés ne saurait, en aucun cas, constituer une opération grave; mais elle complique inutilement mon procédé. Dorénavant je laisserai les concrétions dans le tissu cellulaire.

Presque tous les corps étrangers articulaires pourront être délogés par mon procédé. Si, au lieu d'un corps éburné, on rencontrait un cartilage, celui-ci serait divisé par le bistouri; mais ses fragmens seraient délogés aussi facilement que les concrétions entières.

Les corps étrangers peuvent adhérer aux parois articulaires : cette adhérence a lieu ordinairement par un pédicule membraneux, qu'il serait facile de couper par la méthode sous-cutanée. L'opération se ferait alors en deux temps. Dans le premier, on couperait le pédicule; dans le second, qu'il conviendrait, je pense, de ne pratiquer que quelques jours après, on délogerait la concrétion.

S'il existe plusieurs corps étrangers dans la même articulation, on ne fera l'incision sous-cutanée qu'après les avoir unis tous dans le point par où on veut les faire sortir, et on les fera passer tous par la même ouverture. J'aurais fait ainsi si j'eusse soupçonné l'existence des deux concrétions que j'ai délogées chez A. J'aurais peut-être dû attendre, pour faire ma seconde opération, que la petite concrétion que j'ai laissée dans le genou pût être délogée avec la grosse; mais je craignais que cette dernière ne se cachât de nouveau entre les surfaces osseuses; et d'ailleurs l'autre était si petite qu'elle ne pouvait guère incommoder le malade. Si elle grossit, je la ferai sortir de l'articulation, comme les deux premières.

J'ai fait plusieurs essais de mon opération sur le cadavre. J'opérais sur un scaphoïde du carpe que j'avais introduit dans la cavité articulaire, par une petite ouverture pratiquée sur les côtés de la rotule. Dans aucun de mes essais, le corps étranger n'est remonté, comme chez A., entre les faisceaux moyen et externe du triceps; il est toujours arrivé dans le tissu cellulaire sous-aponévrotique, jamais sous la peau. Le tissu cellulo-adipeux sous-cutané a trop de densité pour se laisser écarter par ce corps. Que la concrétion délogée passe entre les faisceaux du triceps, ou dans le tissu cellulaire sous-aponévrotique, peu importe pour le résultat de l'opération. Dans les deux cas, elle s'enkystera. Cependant s'il arrivait que ce corps déterminât une inflammation suppurative dans le point où on le laisse, il vaudrait mieux qu'il fût placé moins profondément. On tâchera donc de l'amener sous l'aponévrose, et on y parviendra toujours si le muscle vaste externe a été assez largement incisé.

Je fonde les plus grandes espérances sur l'opération que je viens de décrire. Cette opération simple et innocente est destinée à en remplacer une qui est plus dangereuse que la taille et le débridement de la hernie.

FIN.

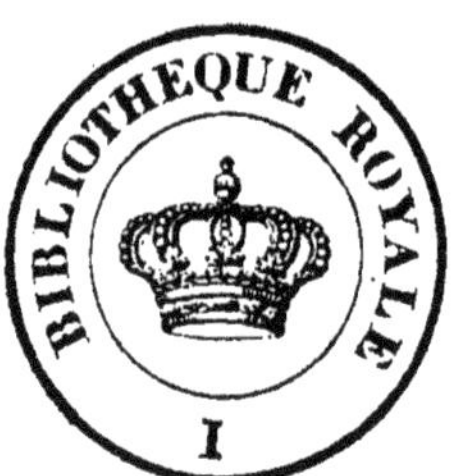

www.ingramcontent.com/pod-product-compliance
Ingram Content Group UK Ltd.
Pitfield, Milton Keynes, MK11 3LW, UK
UKHW020905120726
13693UKWH00003B/905